幸せに死ぬために

人生を豊かにする「早期緩和ケア」

大津秀一

講談社現代新書

2629

はじめに

最後まで生きる人のための医療

「先生はなんで緩和ケアを専門にされたのですか？」

「医者だったら治す医療に興味を持つのが普通なのではないですか？」

よくされる質問です。

最近は緩和ケアに対する理解の広まりとともに、後者の質問は少し減ったかもしれませんが、緩和ケアというといまだに余命わずかな末期がん患者を対象にした医療のイメージが強いですから、なぜ「看取《みと》り」の仕事に興味を持ってその道を選んだのかとお思いになる方が多いのでしょう。

しかし、私は看取りを主としてやりたいと思って緩和ケア医を志したわけではありません。

私のツイッターのページには、次のような言葉を冒頭に掲げています。


緩和ケア医になりたい。

そう言うと「死ぬ人に興味があるんだね」と言われました。

もちろん亡くなってゆく方を支えるのも大切。ただそれ以上に、大切な時間を生きることを支えるために緩和ケア医へ。

「生きる人に興味があるんです、最後まで」

私は、生きる人を支えるための有効な手段としての緩和ケアを実践し、広めるために緩和ケア医になりました。

今は「医療の転換期」

冒頭で触れたように、「緩和ケア＝末期」と思われている方は多いです。一般の方だけでなく医療者でもまだそのように信じている人もいますし、日本だけではなく世界的にも同様の傾向が認められるようです。

けれども、緩和ケアが目指すものは末期に限りません。緩和ケアとは、本質的には生活の質を上げるアプローチであり、不安やストレスを抱える方、生きづらさを抱える方々に安心や前向きな心を与えるためのものなのです。

例えば、かぜなどのように、時間が経過することで自然に治る病気だったら緩和ケアは必要とはならないでしょう。

しかし、現代医学では完全に治すことができない「慢性病」は数多くあり、また私たちはいずれ老いて様々な機能が低下し、いつかは死を迎えます。

医療というと「病気を治すもの」と誰もがイメージしているかと思います。しかし現代の医療は、完治しない慢性病や、そもそも完全に以前の状態に戻すことは難しい老いの問題と向き合っています。その過程で、「治す」とはまた別のもう一つの重要な考え方である「苦痛を和らげ、心身をより良く保ち、元気に生活できる」ことを支える医療が育ってきたとも言えましょう。

それが緩和ケアなのです。

たとえ治らない病気を抱えていても（例えば、老いに伴う高血圧なども完治しない病気です。治らない病気は多く存在します）、苦痛を減らし元気に長生きしたいと思うのが当然でしょう。

そのためこれからは、緩和ケアの重要性が増すことはあっても減ることはないでしょう。病気が治っても治らなくても、質が損なわれない人生を送りたいと考えるのは、多くの人にとって共通の願いでしょう。

またこの時に、それをサポートする医療である緩和ケアを「早期から」行うということがとても大切です。ぎりぎりまで痛みを我慢してから、はじめて緩和ケアにかかるのでは遅いのです。それでは、日々が「痛みとの過酷な闘い」に終始してしまい、人生を豊かに過ごすどころではなくなってしまいます。

なので、**苦痛や不安を放置せずに早く対処し、医療を通して生活の質を向上させ、元気で長生きするために、早くから行う緩和ケア＝「早期緩和ケア」が必要となる**のです。

「病気を治す」ではなく、「病気とともに生きる」。

「病気を根絶するために闘い続ける」のではなく、「病気を受け止め、残された人生を悔いなく生きるためのサポートをする」。

人生１００年時代とも言われている今、こうした医療の転換が求められており、「早期緩和ケア」は未来の医療を考えるうえで重要な実践であると私は考えています。

「自分らしく生きる」ためのアプローチ

そして医療の転換は、すなわち私たちの生き方そのものの転換でもあります。私たち一人ひとりが良い人生を過ごし、悔いなく生き抜くための、大切な問題提起でもあるのです。

ある程度の年齢になったら、治らない病気ならば積極的な治療を希望せずに、余生を送りたいという方がいます。

一方で、仕事がライフワークで、できるだけ元気に長く生きたいという方もいます。

もちろん治る病気だったら、できるだけ治るための治療を受けるのが良いでしょう。けれども高齢化により、多くの人が複数の治らない慢性病を抱えて生きてゆくことになります。ある程度は生活習慣で予防等もできますが、加齢によって避け得ぬものでもあります。

人それぞれ価値観も違えば、与えられた身体も違います。

そして医療も次第に、その方の希望に則して調整する時代になってきています。

昔のように、何でもかんでも延命という治療は、一部世間の認識とは異なり、近年だいぶ減ってきています。一方で、事前に周囲とよく話し合ったり、書面に残したりしている人は必ずしも多くないことが知られています。突然、有事を迎えれば、自分で判断できないということもあり、家族が代わりに決断することもあるのです。

自分がいざ有事を迎えたら、どうするのか?

実はそれをじっくり話し合える場はけっして多いわけではありません。

緩和ケアとは生活の質を上げるアプローチですが、その方にとって価値のある「生活の質」はそれぞれ異なるため、必然的に緩和ケアの実践においては、その方からよく話を聴き、価値観を引き出すことが重要となります。

その「過程」が実はとても大切なのです。

自分にとって何が最良かを考え、言語化し、他者と共有する中で、さらに自分の求めるものが明確化されるということはしばしばあるものなのです。

第4章でもあらためて触れますが、2019年に2人の医師が筋萎縮性側索硬化症（ALS）の女性患者の要請に従って嘱託殺人を行ったという事件が起こりました。緩和ケアに関連する重要な事件です。

緩和ケアは、より良く生きることを支えるケアであり、死なせるのを幇助《ほうじょ》するケアではありません。ただ、問題になった事例では、患者が生きることへの苦悩を有していたことが報じられています。そのような難しい問いに悩む患者を支えることもまた、緩和ケアの一つの役割と言えるでしょう。

自分自身の死をどのように迎えるか、という「死の自己決定」の問題は、平均寿命が延びてますます高齢化が進む私たちの社会で喫緊の課題でもあるのです。

緩和ケアとは**「自分らしく生きる」ことを支えるアプローチ**でもあるのです。

末期がん患者のガッツポーズ

80代女性の末期がん患者だった鈴木さんは、病院で死に瀕《ひん》していました。

元々それほど大柄な人ではなかったようですが、がんの高度進行期に特有のやせ、やせで肉はどこに付いているのかという状況でした。そしてその様相は、残り時間の短さを物語っていました。

幸いにして、彼女の痛みはそれほど強くはありませんでした。ただやはり終末期によく認められるだるさから、臥床《がしょう》しがちの生活を送っていました。

「大丈夫ですか？」

私や看護師の問いかけにも、黙って力なく首を振ります。

「どうしてほしいとかありますか？」

何を尋ねても首を振る様は、重い倦怠感を示してはいましたが、一方で私たちは「何か」を感じ取っていました。こうしてほしいことはあるか、と問うた後の一瞬の沈黙と目の動き。緩和ケアに従事している医療者ならではの「経験」が、まだ何かあるのではと伝えてくるのでした。

「母ですか？　いえ、私には特に何も言わないですね」

一人娘さんは仕事があり、忙しい日々でしたが、よくお見舞いに通ってこられていました。病棟のスタッフが尋ねても、娘さんには特にあらたまった希望は伝えられていないとのことでした。

「母はここに入院して安心しているのだと思いますよ。実際家に帰ってきても、日中は私がいないから一人になってしまいますしね……。引き続きよろしくお願いします」

娘さんはそう言って頭を下げました。


病気はさらに進み、鈴木さんはほぼ寝たきりの状況となっていました。

「先生、声を出さないで泣いているんです」

病棟看護師からそんな報告がありました。

鈴木さんが静かに泣いているというのです。確かに、泣いた後に見えるような時もありました。「やはり何かある」私たちの中で疑惑が確信に変わりました。

「鈴木さん」

私たちは彼女の脇に腰をおろしました。

「今日こそは、希望を仰《おっしゃ》ってください」

彼女は力のない目で私たちを見ました。

「鈴木さん、何かご希望があるのではないでしょうか？　私たちは、何でもはできないかもしれませんが、できることはしたいと思っています。だから」

「だから……？」

久方ぶりに聞いた声でした。終末期特有のかすれた声。しかしそこには僅かな熱も感じました。

「今日は私たちは、鈴木さんが仰ってくださるまで帰りませんよ」

冗談が届いたようで、鈴木さんの目に光が宿りました。

そして彼女は、ある希望を私たちに伝えたのです。


「本当なのでしょうか？」

お見舞いに来ていた娘さんは病棟スタッフから、そのことを聞いていました。私に確認したいといったご様子でそう尋ねられました。

「本当に母がそんなことを言ったのでしょうか？」

「そうなのです。今まで『こうしてほしい』と仰ったことは一度もありません。ただ今回だけ、しっかりと」

「そうなんですね……。そうかあ、『帰りたい』か」

娘さんは天を仰ぎました。困ったという様子ではありましたが、そこにすでに決意も宿っているようでもありました。

「私には全然言わないもんですから」

「そういう親御さんは多いですよ」

「そっか……そうだよね……」

娘さんの目から突然涙がこぼれました。すぐに拭くと、真剣な目で私を見ました。もはや決意は固まっているように見えました。

「母の世話をできるか、できないかって言ったら、正直できませんよ」

彼女は仕事で分単位のスケジュールを送っているような方です。普通に考えたら母親の世話はできない、それが本音です。

「でもやります。もう……母は、母は長くないのですよね？」

「はい」

「そっか……わかっているんだよね」

彼女は自分に言い聞かせるようにそう言いました。涙が滲《にじ》みます。

「やりましょう。やります。それで、私は何からしたら良いのでしょうか？」

「わかりました」

こうして鈴木さんの退院が決定しました。鈴木さんに病棟スタッフからそれが伝えられた時、彼女は静かにうなずかれました。黙って、けれども嬉しそうに。

退院の日、私たちはエレベーターホールで鈴木さんと娘さんを見送りました。

介護タクシーで帰るため、鈴木さんはストレッチャーに横たわっていました。それこそやせは著しかったですが、穏やかで笑みさえ浮かべた姿は、帰ることが決まる前とは別人のようでした。

鈴木さんとは、これが別れだと感じました。

「では、皆さん、ここで」

少し名残惜しそうに娘さんが言いました。

「どうしても無理だったら、また」

病棟スタッフの声。娘さんはうなずきました。

「鈴木さん、元気でね」

「鈴木さん。お大事に」

皆で鈴木さんを送り出す言葉をかけます。

その時でした。

たかだかと拳が天に突き上げられました。

ストレッチャーに横たわっていた鈴木さんから、しかも両腕から、その拳は突き上げられたのです。

ほぼ筋肉もなく、動かすのも容易ではない両腕。それなのに！

それは紛れもない力強いガッツポーズでした。

彼女の想いは叶ったという勝利の証だったのです。

そして私たちへの目礼とともに、彼女はエレベーターの向こうに行かれました。

まもなくして、家で大変穏やかに、彼女は息を引き取ったと報告がきました。

つつましやかな彼女は、何でも我慢してしまうたちでした。

最期は家で自由に迎えたかったのでしょう。その思いを叶えてくれたのは娘さんでした。

どのような死を迎えるか？　それは私たち一人ひとりにとってとても重要な意思決定です。**患者さんの本音と向き合い、対話を重ね、患者さんにとって最良の医療のあり方を皆で考えて動く。**そのためのアプローチが、「その方が望むように生きて、死ぬこと」を支える緩和ケアです。

私は今まで、緩和ケア医として3000人以上の患者と向き合ってきました。それぞれの患者が、自分の病気とどのように向き合い、いかにして葛藤を乗り越えてきたのか。この本では、他にも様々な患者さんの実例も紹介しながら、早期緩和ケアがどのような医療なのかお伝えできたらと思います。

人生の終わらせ方を考えるために

本書では、生きづらさを緩和するアプローチとしての「緩和ケア」、とりわけ末期に限らず多くの方々に実践していただきたい「早期緩和ケア」の重要性をお伝えすることを目指しています。

また、本書をお読みいただくと、ここで論じられる未来の医療のあり方が**「あなたはどのように生き、どのように逝きたいか？」**という問いと密接に結びついていることに気づかれると思います。本書は豊かに死ぬための「人生論」としても読むことができると思います。

医師として20年、緩和ケアに関してもほぼ同じくらいの年月、一般の方に医療をお伝えするようになって15年、ＳＮＳ時代を迎える前から一般の方にわかりやすい言葉で医療を説明してきたと自任しています。この一冊で早期からの緩和ケアに関しては十分ご理解いただけると思います。

ぜひ最後まで、それほど長い時間にはならないと思いますが、お付き合いいただければ幸いです。

目次

第1章　なぜ「早期緩和ケア」なのか

おわりに

※本書で紹介するエピソードは実際の話を元にしていますが、個人情報保護の観点から多少の変更を加えている場合もあることをお断りしておきます。

プロローグ

私が緩和ケア医になるまで

――「自分らしく生きる」医療との出会い

「緩和ケア」が生まれるまで

本題に入る前に、緩和ケアが生まれた背景を簡単に振り返っておきましょう。

緩和ケアがここまで進歩してきたのにも歴史があります。

様々な先駆的な動きはありましたが、まず１９５０年代に、亡くなってゆく方が人らしく過ごせるようにするための「ターミナルケア」が米・英で生まれました。１９６０年代に入ると全人的な、つまり身体だけではなく精神的・社会的な側面も重んじるホスピスケアに発展していきます。

１９６０年代は、近代ホスピスの代表的施設であるセントクリストファー・ホスピスがシシリー・ソンダース医師によって設立され、また１９６９年にはエリザベス・キューブラー・ロスが、それまではあまり注目されていなかった「亡くなってゆく人の心理」に焦点を当てた著書、『死ぬ瞬間』を発表するなど大きな動きがあった年代です。今から50年以上前の出来事となります。

その後、苦痛を和らげる分野として発展し、薬物療法なども進化しました。１９７０年代になると積極的に薬などを用いて症状緩和を行う「緩和ケア」がカナダで提唱されました。つまり近代の緩和ケアはかれこれ50年ほど前に生まれたということになります。

日本においても、1970年代から淀川キリスト教病院で末期がんの患者さんへのチームアプローチが開始され、1981年には聖隷三方原《せいれいみかたはら》病院に日本初のホスピスが開設されています。1990年に診療報酬として緩和ケア病棟入院料が新設され、ホスピス・緩和ケア病棟が日本に少しずつ増えることにつながりました。

このように主として終末期がんから始まった緩和ケアですが、2002年には緩和ケア診療加算が新設され、治療病院においても緩和ケアチームが活動することで診療報酬を得られるようになるなど、終末期の施設ばかりではなくがん治療病院においても緩和ケアの専門部署が設けられる礎《いしずえ》となりました。そして2012年、第二期がん対策推進基本計画において「がんと診断された時からの緩和ケアの推進」が明記され、「早期からの緩和ケア」はいわば国の施策になったのです。

現在日本ではがんと末期心不全、ＡＩＤＳ（後天性免疫不全症候群）のみの保険適用ですが、今後ますますの拡大が望まれるような途上にあると言えるでしょう。

いずれにせよ、誰もが自分の望む人生を送りたい、と願う現代において、より良き生を支え、また特に医療・介護分野の意思決定も支える緩和ケアは、ますます求められている要素・分野であると考えられます。また老いによる不可避の機能低下を前に、どこまで治療やケアを行うのかという観点からも、その選択や決断を支える緩和ケアは重要であり続けると予測されます。

緩和ケアとの出会い

さて、私が医師として緩和ケアという領域に関心を持った経緯をお話しします。

私が医師になった2000年代初頭は、まだまだがんの患者さんの痛みや苦しみに対して、今のようにあの手この手で緩和策を講じるというのが一般的ではない時代でした。

医療用麻薬などの鎮痛薬の使い方も、今に比べれば、洗練度はまだまだというのが一般的な臨床現場であったのではないでしょうか。


それは偶然の出会いでした。

たまたまナースステーションに『最新緩和医療学』という緩和ケアの教科書が置いてあり、それを読んでみると目から鱗《うろこ》でした。

病気を治せば症状も緩和される——これが旧来の考えでした。しかしそれだと、治らない病気の人の苦痛はどうすればよいのか？　という話になります。実際、2000年代初頭の末期がんの患者さんは苦しんでいました。しかし苦痛はなかなか取り除けませんでした。

『最新緩和医療学』は、症状の緩和ケアに特化した本でした。

今の常識からすると考えられませんが、私は緩和ケアという名前を知らずに医師になりました。医学部時代の麻酔科の講義で痛みについては習いました。しかし緩和ケアという苦痛全般を、体だけではなく心も、治療・ケアする専門科があるということを知らずに医師になったのです。

そのため、その本の記載は大変インパクトのあるものでした。

すぐさま、それに記してある通りに緩和ケアを開始してみました。

結果は驚くべきものでした。

60代女性の、非常に重い肺がんだったIさん。

少し動くだけで息が上がりました。胸水という胸の水が肺を広く覆っていたからです。

私はステロイドや医療用麻薬などの症状緩和薬を調節しました。

するとどうでしょうか？

病棟の廊下で、他の患者さんの車椅子を押す彼女の姿を見かけるようになったのです。

昨日まではベッドで臥《ふ》せりがちだった人がそれほど元気になったわけですから驚きも大きかったです。

実は、薬の使い方次第で患者さんの苦痛のレベルは激変するのです。

さらにそれにとどまりません。

緩和ケアは患者さん本人だけではなく、ご家族にも提供することがうたわれています。

Iさんは深刻な家庭不和のまま末期の状態を迎えていました。試行錯誤ではありましたが、看護師とも協働しながら、家族が何とかIさんと一緒に過ごせる時間を確保するように努めました。不和を残したまま最期まで過ごすことは、Iさんにとってはもちろん、家族にも必ずや悔いが残る結果になると思ったからです。

家族の方との対話を重ねた結果、残り少ない時間に、せめてものことをしてあげたいと思ってくれたご主人、息子さんや娘さんの力で、Iさんは一時ご自宅に帰ることもできました。

そして当時は大変苦しい症状となりがちであった末期肺がんの患者さんであったにもかかわらず、最後は鎮静下で穏やかに生を全うされました。

通例、それまでの同じ病態の患者さんがこのように穏やかに逝かれることは少なかったのです。それが緩和ケアを行ったことで激変したわけですから、大変驚きました。

Iさんの例は、私が診てきたがんの方の経過とはまったく異なっていました。苦痛をこれほど和らげられる、ということが最大の驚きでしたし、何が本人にとって最良なのかという視点で何度も皆で話し合いを重ねたことも強く印象に残りました。結果として、本人も苦痛が緩和され、そして本人の意思に沿う形で医療を上手に使えたこともそうでした。

つまり、より苦痛が少なく、生活の質を保って生きる術《すべ》はあったのです。それが知られていないために、治らない病気にはなす術がない、という従前の状態と理解であったということです。以後も、緩和ケアを提供するたびに、それまでより患者さんの状態が良い方向に変わることがほとんどでした。当時の常識で、それは驚くべきことでした。

できることは必ずある

私は消化器内科医の道を進んでいましたが、この医療をもっと広げる必要がある、そしてそれにより、多くの方を助けられればと思い、緩和ケア医として歩むことを決意しました。その後は、専門病院で研修し、在宅や大学病院、様々な場で緩和ケアを提供してきました。直《じか》に関わったがんの患者さんは3700人以上で、末期の患者さんも2000人以上拝見しています。

その中でより痛感したこと。

それは、**どのような重篤な病気であろうと、本人が納得した人生の終わり方を迎えるために「できることは必ずある」**ということです。

「もう手がありません」そのように医療者から告げられたという嘆きや悲しみを聞くことは今でもしばしばあります。確かに病気を治すための治療がもう難しい場合だってあるでしょう。しかし、人生の与えられた最後の一分一秒まで、それをより良くするために支える手段は何かしらあるのです。そのような意味で「できることは必ずある」のです。

ある人にとってそれは会いたい人に会うことだったり、行きたいところに行くことだったり、やり残したことをやることだったりするでしょう。それを支える方法は何かしらあるものです。そして実際にそれがもし叶わなかったとしても、悔いが残らないように、相談し一緒に悩むということが大切なのです。生活の質を上げるため、症状を緩和するため、その方策というのは、どんな状況においても存在するのです。

大切なことは、それを緩和ケア医と患者さん、そしてご家族の方々と一緒に考えることです。

先ほど述べた通り、緩和ケアは看取りだけの医療と捉えられていたり、死ぬことと同義に思われていたりなど誤解も絶えません。

私は一般に広く緩和ケアを知ってもらう必要を感じ、２００６年より、現役医師としてはいち早く執筆活動を開始しました。

２００９年には『死ぬときに後悔すること25』という本がベストセラーになり、多くの方に考えていただくきっかけを作れたと思います。

執筆活動のほか、講演なども行って緩和ケアの普及に努めています。

一般の方も理解できる緩和ケアの医療や薬についてのやさしい説明本も作りました。それをもとに医師と話し合って良い緩和ケアが受けられたという話もしばしば舞い込んできます。

こうして少しでも、苦痛が少なく、生活の質が保たれた状態で誰もが生を完結できるような社会にすることが私の目標です。

遅れている早期緩和ケア

しかし、こうした目標を達成するうえで障害になるのが、緩和ケアの「早期対応」を行えないケースが多いということです。

第1章で詳しく述べますが、早期から緩和ケアが受けられないことは決して珍しいことではありません。

それがゆえに、私は誰もが早期から緩和ケアを受けられる場が絶対必要だと考え、自らのクリニックを設けました。

実際に名前を挙げることは避けますが、非常に有名ながんの専門病院であっても、早期から緩和ケアを受けられるかどうかは担当医の裁量に委ねられています。

よくあるのはがんの担当医が「私が緩和ケアをしますから」と言って、早期からの緩和ケア外来受診を断ってしまうケース。

ただ、これは医師が悪いというよりシステムや環境の問題です。

というのは、全国に医師は30万人以上いますが、緩和ケアを専門で行っている医師は大変少ないのです。

２０２１年４月１日現在で、日本緩和医療学会が認定している専門医は２７０人、認定医は７３１人、暫定指導医は１２５人です。合計して１１２６人です。

つまり、緩和ケア医は全体の０・３％程度しかいません。これだけでも少ないのが伝わると思いますが、この数字にはあるからくり（？）があります。

それは、緩和ケアの資格を持っていても、専従として緩和ケアに取り組んでいる人は必ずしも多くない、ということです。

特に地方部などは医師不足であり、緩和ケアだけをしていては病院の診療が回らないため、資格はあってもそれだけを行っているのではない、という場合は少なからずあります。

そのため、緩和ケア一本で仕事をしている医師の数というのは１０００より少なくなります。

さらには、全国で見ると、緩和ケア病棟のある施設数は４５３です（日本ホスピス緩和ケア協会より。２０２０年）。

緩和ケア病棟は主として高度進行期や末期の患者さんを入院診療する場で、医師は非常に密なケアを要求されます。もちろん緩和ケア医の在籍が必要です。

高い熱意をもって早期からの緩和ケアを積極的に受け入れている病院もありますが、主として終末期のケアに全国で数百人の医師が従事していることになります。

また最近でこそ少し事情が変わってきましたが、大病院は自院に通院中の患者さんを診療することで手一杯（緩和ケアの従事者も少ないです）であり、他院通院中の患者さんへの緩和ケア外来が提供できない、という病院も少なからずありました。

そのため、自分が思う水準の緩和ケアを受けたいと思っても、断られてしまったり、自分が治療を受けている病院に部門がなかったりして、受けられないということは枚挙にいとまがなかったのです。

そこで、緩和ケアだけ、それも早期からの緩和ケアに完全対応したクリニックを私が先駆けて設立しました。

オンライン方式での相談も行うなどして、緩和ケアの地域偏在をカバーするための試みも行っています。

ただそれでも早期からの緩和ケアに対する周知の不足から、緩和ケアが十分に広く全国的に提供できているかというとまだまだ……というのが正直なところです。

今現在では、知っている人は早期から利用して恩恵を受けられ、そうではない人はいよいよ末期やかなり進行した病状になってようやく利用できることを知る、という格差が存在する状況です。

皆さんにはぜひ本書を通読していただいて、現状では知っている人だけがメリットを享受できる早期緩和ケアをうまく活用してほしいと思います。

第1章　なぜ「早期緩和ケア」なのか

緩和ケアの定義

「プロローグ」でも書きましたが、緩和ケアは誤解されやすく、今でも末期医療をイメージされる方が多いというのが実情です。そこで第1章では、そもそも緩和ケアとは何か、そして早期緩和ケアとは何かということを具体的に説明したうえで、早期緩和ケアに対して持たれやすい誤解を一つずつ解いていきたいと思います。

最初に、簡単に緩和ケアの定義を紹介します。

世界保健機関（WHO）の2002年の定義です。

「緩和ケアとは、生命を脅かす病に関連する問題に直面している患者とその家族のQOLを、痛みやその他の身体的・心理社会的・スピリチュアルな問題を早期に見出し的確に評価を行い対応することで、苦痛を予防し和らげることを通して向上させるアプローチである」

というものです。

どこにも末期、あるいはがんとは書いてありません。しかも「早期に見出し」とまであります。

これが現代の緩和ケアです。「末期がんだけ」という考えは今日から頭から捨て去ってしまってください。

ただし第3章以降でも述べますが、医療は日進月歩で、数年で激変します。

一方でいまだに、緩和ケア＝治療中断、末期がんなどと捉えている医療者は少なからず存在します。

そのため緩和ケアを受けたいと一般の医療者に伝える際に、「治療を中断したいということではなく、治療と並行して緩和ケアを受けたいです」と言わないと、残念ながらまだ誤解されることがあるので気をつけてください。詳しくは後述します。

またホームページなどでは早期からの緩和ケアをうたいながら、緩和ケアが早い段階から受けられない病院は少なくありません。

いつでもスムースにいくわけではないので、そのことには注意が必要です。

しかし世界保健機関は2002年に先述のような定義を出し、我が国でも2012年の第二期がん対策推進基本計画において「診断された時からの緩和ケアの推進」を明記しています。

つまり早期から緩和ケアを受けることは何ら間違ったことではないのです。

さて、この緩和ケアですが、定義を見ていただければわかりますが、緩和ケアは症状を緩和すること……とは書いていません。

定義を今一度ご覧ください。

そこには、「ＱＯＬ（生活の質）を向上させるアプローチ」と書いてあります。

はい、そうなのです。

緩和ケアとはなにか？

その答えは、ホスピス・緩和ケア病棟に入ってもらうことでも、治療を諦めることでも、末期と宣告された人たちだけのものでもありません。

緩和ケアとは、生活の質を上げるためのアプローチです。

では「生活の質を上げる」とは具体的にどのようなことでしょうか？

「生活の質」とは

緩和ケアは「緩和」という言葉からも明らかなように、症状を和らげることも大切な要素です。苦痛があって生活に支障が出ている場合は、苦痛が緩和されれば、生活の状況は改善するでしょう。

実は生活の質の評価には、様々な尺度があり、医療者等が研究を行う際には、いずれかの尺度を用います。そのため、その尺度の項目を見れば、どのようなものが生活の質に影響するか理解しやすいでしょう。

例えば、症状を中心とした緩和ケアのＱＯＬ尺度というものがあります。それは次のような15項目からなります。

1　屋外の短い距離を歩くことに支障がありますか。
2　一日中ベッドやイスで過ごさなければなりませんか。
3　食べること、衣類を着ること、顔や体を洗うこと、便所に行くことに人の手を借りる必要はありますか。

この一週間について

4　息切れがありましたか。
5　痛みがありましたか。
6　睡眠に支障がありましたか。
7　体力が弱くなったと感じましたか。
8　食欲がないと感じましたか。
9　吐き気がありましたか。
10　便秘がありましたか。
11　疲れていましたか。
12　痛みがあなたの日々の活動のさまたげになりましたか。

13　緊張した気分でしたか。
14　落ち込んだ気分でしたか。
15　この一週間、あなたの全体的な生活内容は質的にどの程度だったでしょうか。

これらは症状が中心です。

一方で、日本でも広く使用されている健康関連ＱＯＬ（HRQoL：Health Related Quality of Life）尺度があります。36項目からなっていますが、大きく分けて8つの項目です。

・身体機能
・日常役割機能（身体）
・体の痛み
・全体的健康感
・活力
・社会生活機能
・日常役割機能（精神）
・心の健康

よく使われているだけあって、幅広く生活の質に影響する要素を網羅する形になっています。

つまり、日常生活を送るうえで必要な様々な機能や状態が良好に保たれていると生活の質は上がり、そしてまた身体的あるいは精神的な苦痛が少なければそれも同様であると言えるでしょう。

緩和ケアの従事者は単に痛みの緩和だけを目指しているのではなく、このような「生活の質」の構成要素を踏まえたうえで、総合的にそれらが向上するように支援することが仕事なのです。

そして私たち緩和ケア医というのは、もちろん末期の方が苦痛の少ない療養生活を送るための医療技術の専門家ですが、そのイメージが強いためか亡くなってゆく方のエピソードとともに私たちの仕事が語られることが多くあります。しかしそれはあくまで仕事の一部であって、専門は「生活の質を上げるための医療やケア」なのです。

そのことを知っていただくと、緩和ケア医や緩和ケア科というものが理解しやすくなるでしょう。

緩和ケアと「早期からの緩和ケア」の違い

緩和ケアと「早期からの緩和ケア」は何が違うのか？　とよく質問されます。

結論から言いますと、両者は同じものです。

え？　と思われるかもしれません。しかし本当です。

では、何が問題なのかと言えば、緩和ケアが本来の意味で理解されていなかったがゆえに、時期や内容などが誤って受け取られていたということに過ぎません。

生活の質を上げる必要があるのは、末期だけでしょうか？

そんなことはありませんね。

がん治療中でも、がんサバイバーにとっても必要でしょう。

あるいはがん以外の病気においても必要でしょう。

場合によっては、もっと健康な時でも、生活の質に関して懸念があって、それを解消すればもっと不安が解消されて元気に生活できるということもあるかもしれません。

すなわち、もともと緩和ケアは、病気の時期を選ばず、病気も選ばないのです。

しかしその成り立ちや、日本での定着の仕方が、いまだに大きな影響を及ぼしています。

緩和ケアはもともと、亡くなってゆく人が苦痛少なく穏やかに過ごすことを目的としたターミナルケアの場から育っていったため、末期がんのイメージを色濃くまとうことになりました。

日本においても、まさしくそこから発展したため、ホスピス・緩和ケア病棟と同義のイメージがあります。

そのため、緩和ケアというと、末期がん、看取り、穏やかな死のエピソードなどと絡めて理解されていることが多いです。

しかし、先ほど紹介した世界保健機関の定義を見てもわかるように、緩和ケアは末期がん限定ではありません。

ただ緩和ケアに対する誤解は日本だけではないようで、世界でも広く認められるようです。

本来は、緩和ケアの意味を正しく理解してもらえば良いと思うのですが、旧来のイメージの問題もあり「早期からの緩和ケア」という言葉を使わないと必要としている人たちに届かないという側面もあるのでしょう。

実際に次に挙げる研究などは、抗がん剤治療を行っている時期からの緩和ケアに関するもので、これが「早期からの緩和ケア」という言葉が普及するきっかけとなりました。

抗がん剤治療中はしばしば生活の質が下がるので、緩和ケアの並行が必要なことは、ある程度緩和ケアを知っている人にとっては常識的なことですし、それも「緩和ケア」なのですが、旧来のイメージを拭うためでしょうか、研究のタイトルに「早期緩和ケア」という言葉が使われました。

ただ結果として、この研究が大きなインパクトを与え、「早期緩和ケア」という言葉も広がったので、それは良いこととは思います。

一方で、全くの別物として理解されていることもありますが、けっしてそうではなくて、旧来の緩和ケアと「早期緩和ケア」は実は同じもの、少なくとも延長線上にあるものというのが正しいところです。そのため、どちらも提供元は同一であることがほとんどですが、早期緩和ケアに対応している機関のほうが少ないという特徴はあります。

緩和ケアは治療と並行して行うもの

旧来の、終末期中心だった時期からの観念から、緩和ケア＝諦めと勘違いされている場合があります。

しかし、それは真逆なのです。

生きることを諦めたくない方が、その手段として緩和ケアを用いるのが適切な時代になっているのです。

よく「緩和ケアに専念する」などの言葉が使われることがあるように、緩和ケアというと緩和ケアだけを行うようなイメージがあります。

しかし実際にはそうではありません。

緩和ケアは治療などと常に「並行して」行うものなのです。

よくあるのですが、緩和ケアを行う前は、治療を行う意義に悩んだり、ほとんど治療を止めることを決めておられた方もいます。

しかし緩和ケア科での対話を通して、あるいは心身の苦痛を緩和する治療を通して、再び治療に臨むことを決断された方も少なからずおられます。

眼前の苦悩や苦痛から解放されて、再び生きる気力や力を取り戻されたのです。

もちろん、無理強いなどをしているわけではありません。

積極的な治療を望まず穏やかに余生を送りたいとの希望も大切にしています。

けれども本心ではより元気に長く生きたい、諦めたくないと思っている方に対しては、その力や思いを引き出すことも生活の質を上げることであり、重要な緩和ケアであるのです。

それでは、「早期からの緩和ケア」という言葉が普及するきっかけになった研究を見ていきましょう。

緩和ケアで「長生き」できる

２０１０年、重要な研究が発表されました。

非小細胞肺がん患者において、通常の治療にプラスして治療中から（早期からの）緩和ケアを定期的に受診してもらった群のほうが、そうでなかった群に対して生存期間中央値が長かった（11・6ヵ月vs.8・9ヵ月）というものでした。

これは大変なインパクトがありました。

というのは、早期緩和ケアを受診した患者さんの生存期間のほうが受診していない方のそれよりも中央値で約3ヵ月長生きしたということだからです。

緩和ケアは直接的にがんを縮小させる治療ではありません。

しかし、早期から緩和ケアを併用した群では、余命が差し迫った際にがんをさらに縮減させる可能性のある抗がん剤などの積極的な治療を受けた人の割合が少なかったなど、意思決定を支援することで余命の延長に寄与したことなどが指摘されています。

がんを縮小させる治療と並ぶ効果が得られたわけですから、大きな影響を与えたのです。

なぜ、長生きできたのでしょうか？

誤解が多いのですが、抗がん剤は、体力がある状況ならば、腫瘍を小さくすることで症状も軽くし、長生きに寄与しうるものです。

ただし、もちろん抗がん剤の副作用が生活に大きな影響を与えてしまってはメリットが小さくなってしまいます。

そのため、抗がん剤治療の副作用も緩和してゆく必要はあります。

しかし、がんがかなり進んで、全身の状態が悪くなっている場合だと、抗がん剤治療などの積極的治療がむしろ命を縮める時期というものがあります。

そのような時はいっそ抗がん剤治療などの負担を伴う治療は回避して、症状を和らげることなどだけに絞ったほうが長生きできるということがあるのです。

この研究においても、ある意味無茶な抗がん剤治療を受けなかったために、余命が延長した可能性があります。

医師の判断がどうしても必要な理由

それでは、抗がん剤治療を中止すれば良いので、緩和ケアは要らないのではないか、と思った方もいるかもしれません。緩和ケア自体に延命効果がないのならば、受ける意味がないと思う方もいるかもしれません。

ただ、それはどうでしょうか?

治療を止める決断というのは、決して容易なことではありません。

がんは様々なタイプがありますから、例えばあるがんには使える薬が限られていて、比較的まだ元気なのに治療法はもうない、という場合もあります。

逆に、治療法はまだあっても、身体はぼろぼろになってしまっていて、これ以上は続けられない場合もあります。

あるいは、実は対処可能な副作用をそうと知らずに耐えていて、心身の限界を越えてしまって、もう治療したくないと望まれる方もいます。

自分がもう終わりで良いと思う時期と、実際に治療法がもう乏しいという時期が一致するならば、大きな迷いはありませんが、それが一致するとは限らないのです。

すると、もう止めたほうが良い治療にしがみついてしまったり、逆にもう少し治療を継続すれば「元気で長生き」となるのに自分の中でもう嫌になって、本当は生きたいのに治療中止に傾いてしまったりすることもあります。

重要な視点として言えることは、医師の的確な判断も「元気で長生き」には必要だということです。

その判断を、患者さんとご家族だけでなすというのはしばしば困難なのです。

そしてまた困ったことに、がんに関係する様々な事象というのは突発し、数ヵ月前とは状況が激変してしまうこともあります。

そのため、「調子が悪くなったら緩和ケアにかかればいいんだ」とか「やっぱりそうはいっても緩和ケアは末期っぽくて嫌だ……」とか、「早期から緩和ケアにかかるのはどうも大変そうだ。ちょっとめんどうだ」などと先送りにしたり、後でかかればいいやと思われたりする方も少なくないのですが、そうすると本来のメリットを得られない場合もあります。

それでは、早期緩和ケアを受けられた方々の具体的な事例を見ていきましょう。

緩和ケアは予防である――2つの事例

60代男性の藤山さんは、腎臓がんでした。

小さな骨転移はあったものの、症状は分子標的薬（がん細胞に発現する特徴を分子や遺伝子レベルで捉えて標的とし、がん細胞の増殖等を抑えるのを目的とした薬）の治療で抑えられていました。

「先生、今後どんなことが予測されますか？」

彼に尋ねられました。

もちろん100%の予測は困難であるものの、彼の骨転移は背骨（脊椎）への転移だったので、病状が悪化した際に脊髄圧迫が問題となりうることをお伝えしました。

背骨が骨転移で変形することで、後ろの脊髄を圧迫することがあるのです。

これは専門的には「腫瘍学的緊急症」といって、麻痺などがもし出現した場合には、すぐに対処しないと、ずっと麻痺が残ったりするなど大変な事態に陥ります。

一方で速やかに治療を開始することによって、ひどい機能障害を残すことを避けられたりもします。

それらを話すと、彼は一瞬深刻そうな顔をしましたが、「でも先生、話してくれてありがとう。いざという時のことを知っておくと安心だよ」と言いました。

それから数ヵ月して、分子標的薬の効きが悪くなり、一気に骨転移が悪化しましたが、ある時両足の動きが悪くなったことで、藤山さんはすぐにピンときました。

次の外来を待たずに病院に連絡し、検査の結果やはり脊髄圧迫と判明、手術を受けることで麻痺が残ることが避けられたのでした。

藤山さんは主としてがんと付き合う方法について知るために、早期からの緩和ケア外来に通っていましたが、転ばぬ先の杖として機能したわけです。

なお、このような情報提供が不十分だったり、伝えられていても忘れてしまったりしていて、対応が遅れ寝たきりになってしまう人もいます。正しい情報が人を救いますし、そのための緩和ケアです。


一方で、進行乳がんの山内さんは、症状がないのに緩和ケアにかかるというのがどうしてもしっくりきません。

「話聞いてもらうだけだったら、いらないし」

彼女は早期からの緩和ケア外来を早くから紹介されたのですが、外来に来るのは思いついた時でした。

ある時、突然連絡が来ました。

「先生、急に右手が痛くなって……」

前回は元気だという話だったので、驚きました。

「右手のどこでしょうか？」

「二の腕です」

どんながんも骨転移するリスクがありますから、これは転移を疑わせるものでした。

「それは検査したほうが良いと思います。受診してください」

「えっ？　今日はちょっと難しいので、明日で……」

そして次の日、転移による上腕の骨折がわかりました。

話を聞くと、どうもしばらく前から痛みがあったそうです。

もし継続的にかかっていたならば、検査を勧めていたでしょうし、骨折を予防するような治療もあるので、それもできたでしょう。

彼女は入院が必要となりました。

2つの骨転移の事例を紹介しましたが、早期に緩和ケアを受けるかどうかで結果が大きく変わるということがわかるかと思います。後者の事例は、たられぱで言うことはできませんが、もし定期的に緩和ケア外来に通っていたらこの結果は避けられたかもしれません。ご自身では、放置で良いのか、検査や治療が良いのか、なかなかその判断がつきがたいものですし、それが危険な症状なのかそうでもないのかの判断も容易ではないと思います。そしてまた重要な視点として、経時的にみることによってわかることがあるという点です。いきなりスポットで見ると、判断が難しい場合もあるため、もっと早くきてくれたらいろいろなことができたのに……ということがあるものです。

つまり、**緩和ケアは予防を試みるもの**だと言えます。

「かかりたい時にかかる」では遅い

末期になってから来られても、できることは限られてしまいます。

定期的にご様子を拝見して適切な介入を行うからこそ、予防が可能となるのです。

緩和という名前が良くないのか(?)、症状を緩和することが緩和ケアだと思いがちですから、症状がないと定期的にかかりたがらない方もいます。

しかし重要なのは、「今の」症状というより、これから出てくる可能性があるものに速やかに対処する、あるいは予防するという点なのです。

このことにはまだ誤解があるというのが事実でしょう。

これまで緩和ケアは「かかりたい時にかかる」、逆に言えば「必要性を感じなければ特にかからない」というのが常識だったのですが、これからはとにかく定期的にかかるほうがメリットがあるということです。

さて、病気が進行した場合の話ですが――。

なんとか生きたいと、評価が定まっていない免疫治療などに数百万円もの自費診療で臨まれる方もいます。

それらには、科学的な検証が弱いものもあります。

それらに比べると、早期からの緩和ケアは前述のように科学的に検証されています。

そして一般に安価です。しかも総合的な費用を低減する可能性もあります。

さらには、先ほど説明したように余命の延長可能性まであるという研究結果も出ています。

緩和ケアが終末期に限ったものではないことは従前から言われていましたが、この革新的な研究をきっかけに、さらにその流れが加速され、日本でも２０１２年の第二期がん対策推進基本計画に「早期からの緩和ケア」が盛り込まれ、現在の第三期でもそれが引き継がれています。

しかし、緩和ケアは早期から受ける意味があるということが、一般の方の大多数に知られていないのはとても残念なことです。

早期緩和ケアで行うこと

それでは、早期緩和ケアは具体的にどのようなことを行うのでしょうか？

どうしても緩和ケアというと名前に「緩和」とあるので、症状が「ある」人がその緩和のためにかかるというイメージがあります。

しかし、それだけではなく次のような構成要素が考えられています（図1−1）。

（1）**コーピング**（病気やそれに関連するストレスの対処法）……病気の不安やストレスとうまく付き合い、気持ちをよりよい状態に保つことも含まれます。

（2）**疾病を理解する支援**……がんなども含めて病気は個別性があるので、自分自身にとってどうなのかを理解することはとても重要です。個別性を踏まえて助言をします。

（3）**アドバンス・ケア・プランニング**（ACP）（今話題の「人生会議」で、もしもの時のために、自分が望む医療やケアについて前もって考え、家族や医療・ケアチームと繰り返し話し合い、共有する取り組みのこと）……医療者も一緒に参加し、いざという時の話し合いをするもの

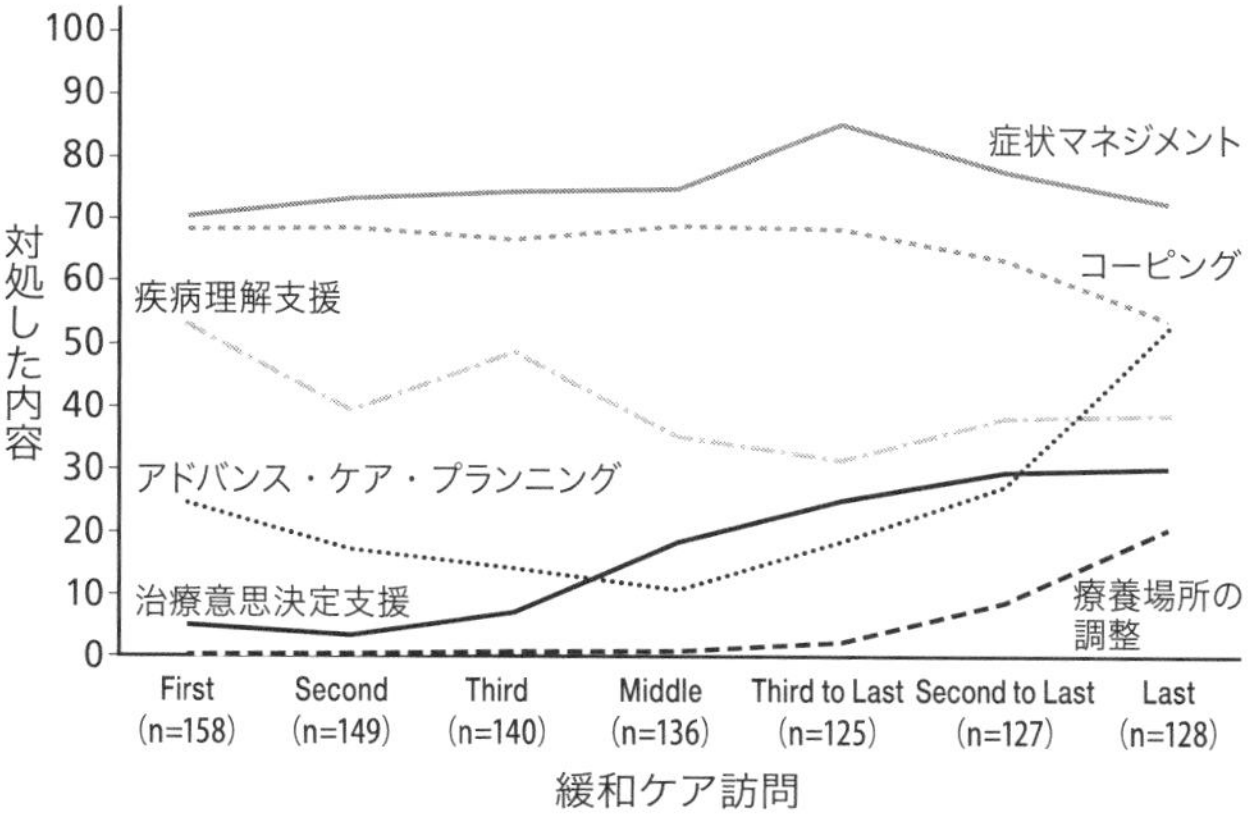

図1-1　症状の緩和の他に含まれる構成要素

（出典：Defining the Elements of Early Palliative Care That Are Associated With Patient-Reported Outcomes and the Delivery of End-of-Life Care. より著者改変）

ですが、急変した時の蘇生処置から、口から食事が摂れなくなった時にどうするかなど、相談することは多岐にわたります。

（4）**治療の意思決定支援**……例えば抗がん剤などの治療を受けるのか、どのような治療が自分の望みに合っているのか、それらをよく話し合い、治療の選択や決断を支援します。

（5）**療養場所の調整**……身体が弱った時に、家で療養するのか、施設なのか、あるいはどの病院なのか、など療養場所の相談・事前準備を行います。

これらが、症状の緩和の他にも含まれます。

例えばコーピングは早期から重要ですが、アドバンス・ケア・プランニングや療養場所の調整は終末期が近づいてくると大切な要素となるなど、病気の進行によって必要な対処が異なることがわかります。

私のような緩和ケアの担い手は、患者さんやご家族から十分お話を伺って、今必要なことを一緒に考えます。

そしてそれに対して、適切な対処をともに考えて提案してゆくのです。

「受けることになんのデメリットもない」。ある方はそう言っていましたが、その通りです。一方で、緩和ケアの医療者が少なく、また早期から関与してくれる医師も潤沢というほどではないのが最大の問題です。

そのため、皆が皆容易に早期からの緩和ケアを受けられるわけではないのですが、うまくたどり着いた方は上手にそれを活用していることも多いのです。

早期からの緩和ケア医は、病気のことや治療のこともよく知りたいという患者さんのニーズに応えるため、それらも知悉《ちしつ》しているのが通例です。

私も、次の治療はどうしたら良いか、がん治療の副作用にはどう対処したら良いか、検査データや画像の読み方や、食事の内容・運動の仕方まで実に様々な相談を受けます。

これらの、病気に付随する様々な疑問や不安にお答えして、生活の質を上げること、それが緩和ケアを通して行っていることなのです。

なお、このように早期からの緩和ケアは単なる症状緩和の範疇《はんちゅう》から出ており、私は早期からの緩和ケアは**「元気で長生き」**のためのサポーターであると思っております。

元気で、は生活の質を保つこと。

長生き、は与えられた命をできるだけ長く。

もちろん無理に、希望に反して延命させるというものではありません。

そのことは「元気で」の言葉にも表れていると思います。

「最後の仕事」を全うできたがん患者

ここで、「元気で長生き」を全うされた、早期緩和ケアを受けられたがん患者さんのお話を紹介いたします。

70代女性の藤田さんは当初、症状があまりなかったため、早期からの緩和ケアに半信半疑でした。

しかし自らの膵臓《すいぞう》がんが進行する中で、先に準備しておこうと受診されたのです。

もちろん痛みや消化器症状が出た時に、速やかに対処できたことは言うまでもありません。

けれども、ここからが真骨頂です。

彼女は最初から膵臓がんの切除が困難であったため、根治は難しい状況でした。そのため、治らないことも見据えていました。

「何だかこういう時間って難しいわね」

彼女は苦笑いします。

「できることならば治ってほしい。けれどもそれは無理。でもやっぱり治ってほしい」

「それはそうですよね」

「それで、奇跡が起きて治ってほしいという気持ちはあるけれども、一方で死を見据えて準備をしなければいけない」

「……難しいですよね」

「そうなのよ。要するに相反する気持ちを抱えながら、悔いが残らないように準備もしなければいけない。なんか中途半端。目を背けたいのも事実。だからなんとなく日常に逃げてしまうのよね」

早期からの緩和ケア外来に通う方たちは、先の準備をしたいという方が多いです。

一方で、できれば後回しにしたいという気持ちになる時もあり、必ずしも先の準備がどんどん進むわけではないし、そして私はそれも悪くないと思っています。

必要な時に、やることをやる。それで間に合った方たちもたくさん見てきています。人は本当に自分で最期の準備をしようと思ったら、かなり達成することができます。機が熟していないだけという場合もあるのです。

そのような時に、無理をして死ぬことばかり考えるよりも、より良く生きることを考えたほうが良いこともたくさんあるのです。

そんな話をすると、ユーモアのある彼女はにやりと笑いました。

「私も医療職のはしくれで、がんが専門ではなかったけれども、たくさんの方を支援して、何だか先生と同じようなことを言ったことがある気がするわ」

「そうでしたか！」

「やっぱりダメねえ。人にはアドバイスできても、自分だとピンと来ないなんてね」

「そういうものじゃないですか？　私も多分そうなると思います」

「ははは。先生もそうかもね。それで泣きそうになったら、私とのことを思い出すと良いわね」

彼女の顔にも力が戻ってきました。外来でのこのような話が何度かあった後、彼女も心が決まったのでしょう、猛然と「やり残し」を片付けに入られました。

姉妹とは会食をして、存分に楽しみました。

趣味の観劇も、できるだけ続けました。

そして、父親の十三回忌と母親の七回忌を執り行うことになりました。

彼女は仕事に一生を注いでいたので、生前はなかなか親孝行をすることもできなかったそうです。「これが最後の仕事」彼女はそう言っていました。

その少し前に体調が悪くなり、私も心配しましたが、気持ちを振り絞り体調も安定し、無事法要を行うことができました。

そしてもう一つやりたいことであった、甥の結婚式に出席することもできました。

その頃には、最期を託す在宅医や緩和ケア病棟との面談も終わっていました。彼女には何度か相談を受けており、それを早急に進めるべく相談に乗ってきたためです。

ある日、彼女から一通のメールが届きました。


「お早うございます。いつもありがとうございます。

じつは病状の変化と私の体力から先生のところに伺うのは難しくなりました。

先生から教えて頂いてつながった在宅医の先生に最期まで診てもらおうと思います。

直接お会いすると別れ難くなりそうで、メールでお送りいたしました。

ここのところ、体力も目にみえて低下しました。

先は短くても痛みもなく死にたいものです。

これまで、ありがとうございました」

終末期の悪液質という状態による体力低下がもはや顕著でした。治らないがんの方も多く拝見しておりますので、別れは避けることができません。けれども、彼女は（決して早くからではありませんでしたが）早期からの緩和ケアの場を、残り時間を悔いなく、そして後顧の憂いなく準備もして、最期を迎えるための手段として有効に活用されたのでした。

実際、初めてお会いした時は、病気の性質と進行具合から残された時間はそれほど長くない可能性も想定したものでした。

しかし彼女の希望もあり、その可能性もお伝えしつつ、やれることややりたいこと、やらねばならないことを全力で行うことをサポートする由をお伝えしたのでした。

そこから全力で走り続けた彼女は、当初の見立てよりも頑張って生きられました。

彼女に残された時間は限られていましたが、その範囲で彼女は「元気で長生きをされた」。私にはそう感じられたのでした。

末期でないことで相談できなかったがん患者

前述のように、緩和ケアは終末期医療に限られたものではありません。むしろ、終末期ではないがん患者にこそ受けてほしいと思っております。

がんという病気は進行についても受け止め方についても個人差があります。それだけに、緩和ケア医による個別的な診断が救いになることが多々あるからです。

ここでは、早期緩和ケアにかかることで精神的に救われたがん患者さんの例を紹介します。

40代乳がんの柳橋さんは、乳腺外来での短い診察時間では病気のことがあまり聞けないのが悩みでした。

乳腺外来は混んでいて、医師の診察時間は5分程度。

最低限のことは聞けても、もしこの治療がうまくいかなくなったらどうなるのか、そうするとどのような症状が出るのか、はたまたもし末期という状態になったら問題点は何があるのか……。

そのような話はなかなか聞けないものです。

先のことを考えると気持ちが沈みます。しかしある時、彼女は緩和ケア外来の存在を知って、来訪されました。

「こんなことを聞いて良いのか……」

「なんせいつも担当医の先生は忙しそうで質問をする時間がほとんどなくて……」

最初は遠慮気味な彼女でしたが、どんどん質問をされるようになりました。

乳がんの原因は何か、がんに良い食べ物はあるのか、体のあちこちが痛くなるのはがんのせいか、自分は気持ちが弱いと思うのだが気持ちを鍛えるにはどうしたら良いか、他の患者さんはどういう生活を送っているのか……などなど。

1時間の外来で私はそれらに答えました。

すると彼女が突然泣かれたのです。

「良かったです」

「良かった？」

「はい。緩和ケアって末期の人が行くものだと思っていました。ただ乳腺外来は正直いつも時間がなくて、担当医の先生に聞くのも悪いと思って、全部我慢していたんです。聞くのもいけないのかなって思っていました。こんなに話を聞けたのははじめてで、今まで不安で不安で生活していたのですが、はじめて全体を通して自分はこういう病気なのだ、今はこういうところにいるんだってことが腑に落ちました」

何回か通われた時に、彼女はこう言いました。

「先生、知るというのは力ですね。わからないから不安になる。わかっていること、わかっていないこと、それがはっきりするだけで、気持ちが変わるものです」

「生活の質が上がるってこういうことかとわかりました」

生活にも変化の兆しが現れました。

それまではずっと病気のことが頭を離れませんでした。不安を解消しようと思って、情報を調べて、するとインターネットで経過が悪い乳がんの患者さんのブログ等ばかり見てしまって、ますます不安になったり落ち込んだりしていました。私は病気の正しい情報を伝えつつ、少しずつ考え方に変化を起こしても良いのではと勧めてみました。上手に「考えない」ための方法です。

「先生が言っていたことがわかるようになりました。考えないようにしよう、考えないようにしようと『考える』よりも、考えないように他のことに打ち込むことが大切なのですね」

「それは大事ですね」

「そう。あと私にとって大事なのは、先生に病気のことが聞けること。これがあるので、担当医の先生と先生からの必要な情報以外、余計な情報はいらないと思えるようになったのです」

彼女は空白の時間をなくすように努め始めていました。空白の時間が長いと、考えるのはどうしても病気のこと、しかも悪い方向にというのがよくあるのです。

だからこその、考えないための予定でした。

最初はそれは大変なことでした。気力も必要でした。

運動の予定を入れ、旅行の予定を入れ、そして患者会の予定も入れました。

最初は出かけるのが億劫《おっくう》でしたが、次第に楽しくなり、そして不可欠なものとなったのです。

嬉しいことに彼女のがんは寛解し、外来を卒業していかれました。早期からの緩和ケアにおいては、一般的な緩和ケア＝死のイメージと裏腹に、元気になって「もう大丈夫」と外来を卒業して、再び日常・社会に戻っていかれる方も少なからずおられるのです。

このように、通常の外来ではなかなか難しい、病気をより良く、深く知るための支援も緩和ケアで提供することができるのです。

そして、単に症状緩和だけではなく、緩和ケアには生活の質を上げる様々な武器があります。

それらを駆使して、あの手この手で生活の質を上げるのです。

がん以外の病気こそ緩和ケアが必要

がん以外の病気でも緩和ケアは必要です。

緩和ケアは、日本の保険医療の適応ですが、対象とされている病気は少なく、がん以外では末期心不全とＡＩＤＳのみです。

しかし海外では、すでに次のような病気も緩和ケアの対象として知られています。慢性心不全、慢性閉塞性肺疾患（ＣＯＰＤ：肺気腫・慢性気管支炎等）や間質性肺疾患、筋萎縮性側索硬化症（ＡＬＳ）、パーキンソン病、認知症、糖尿病、末期腎不全などが緩和ケアの対象に該当します（図１－２）。その他にも、くも膜下出血・脳卒中（脳梗塞・脳出血）、熱傷・火傷などなど、海外では対象と考えられている病気は多いのです。

実は前記は一例で、基本的には対象にならない病気はないと考えられます。

時折、「私の病気は対象になりますか？」とご質問をいただきますが、多くの場合は対象です。ただし、身体的疾患が関連していない場合の純粋な精神系疾患や、パーソナリティ障害等は対象外となります。

保険診療で認められている病気が少ないだけで、実際の対象は多いのです。ただし、どの病気まで緩和ケアを提供しているかは病院等ごとに大きく異なります。

そして左頁の図１－２をよくご覧ください。

そうなのです。


世界で終末期に緩和ケアがもっとも多くの人に必要とされている病気の１位はがんでは

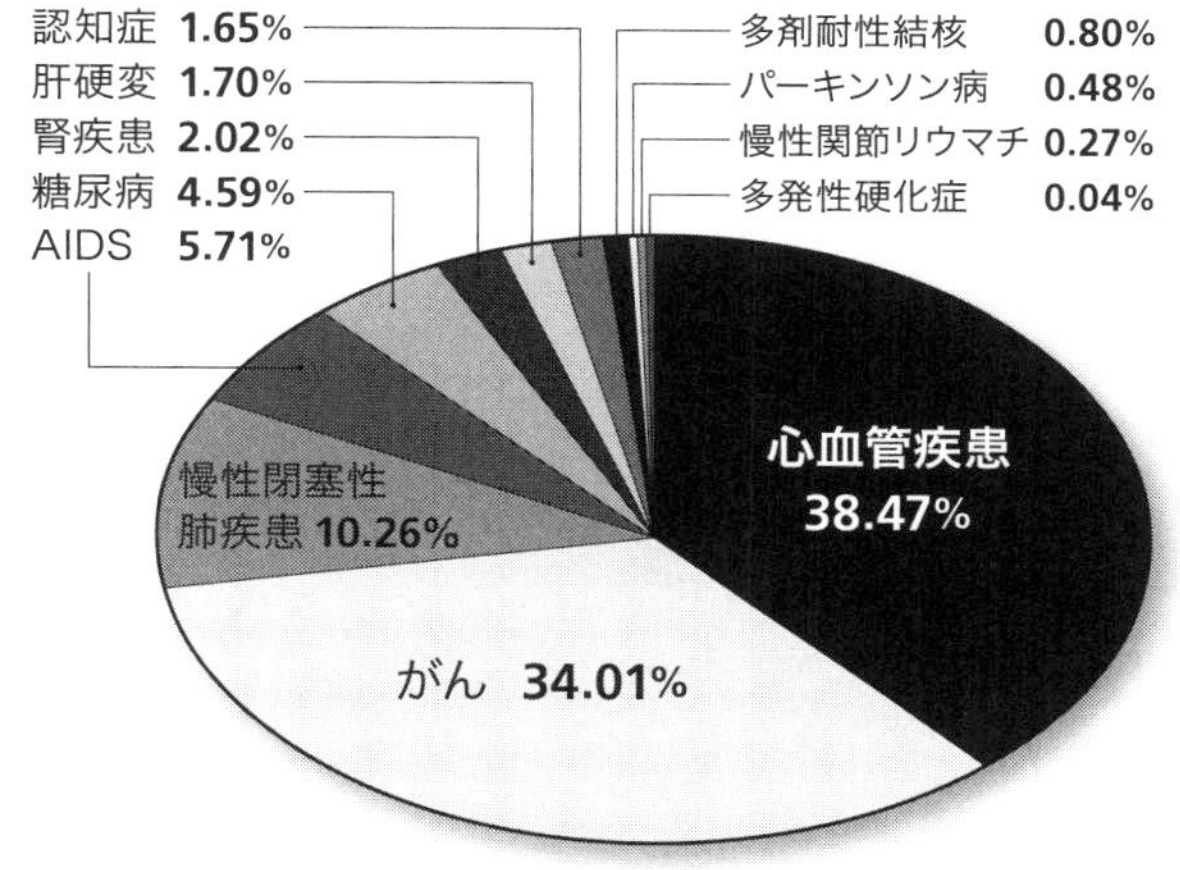

図1-2 海外で末期に緩和ケアの対象となる病気とその患者の割合
(出典:Global Atlas of Palliative Care at the End of Life 2014より引用改変)

なく、**心血管疾患です。**

心血管病の末期が、終末期の緩和ケアで言えば、より必要な人の数としては(世界では)多いとされています。

この数の多さゆえに、(保険適用上はAIDSも入ってはいましたが)実質的にはがんだけだった日本の緩和ケアに、末期心不全が追加されて保険が適用されたこととつながります。

慢性心不全も最後は息苦しさなどが出現し、他の病気と同様に苦痛を自覚する可能性が十分あります。

息苦しさはいろいろな症状がある中でもつらいものです。

この緩和にも医療用麻薬が有効でありますし、がんと同じようにどこでどのように過ごすのかということも問題になります。

それらに対して、しっかりと対処し、生活の質を上げるために早期からの緩和ケアが必要となります。

もっとも、心不全に関しては現状保険適用が認められているのは基本的には高度進行期以降の心不全なので、より末期に近くなってからということになるでしょう。

それでも、がん以外の症例数が大きい病気に保険適用がなされたことは大きく、厳しい医療財政の状況ではありますが、他の疾患にも保険適用が認められれば、それらの病気の緩和ケアの普及にもつながってくるかもしれません。

現在はまだ日本では発展途上ではありますが、海外ではこのように緩和ケアの対象となる疾患が多いのです。

前頁の図を見るとわかるように、海外では糖尿病の緩和ケアまであるのです。

糖尿病も現代の医学では根治が難しく、また神経障害や腎機能障害などの生活の質を下げる合併症が次第に生じてくるためです。

そしてまた糖尿病も、いくつかの種類のがんにおいてリスクとなる（かかりやすい）ということもあり、糖尿病以外の病気の緩和ケアが必要になることもあります。

コントロールはできても治らない、という観点からすると、実は生活習慣病の多くが当てはまりますが、糖尿病や腎機能障害など実際に進行に伴って生活の質を下げる症状を起こすものは、特に生活の質を上げるという緩和ケアの観点からも大切な対象と言えるでしょう。

けれども日本では糖尿病は保険適用されていないこともあり、緩和ケアが必要な病気だと医療者にもあまり認識されていないこともしばしばです。これからますます周知が必要な分野と言えます。

第1章では、早期の緩和ケアが重要であること、末期がん患者に限らず様々な病気の患者に対応する医療であること、そして早期に緩和ケアを受けることで「元気で長生き」を実現した患者さんの例をいくつか紹介しました。これで、早期緩和ケアの概要はイメージできたのではないでしょうか？

しかし、早期緩和ケアをめぐっては、「お金がかかるのでは？」「家族の負担が大きいのでは？」など、不安に思われる方もおられるでしょう。

そこで次章では、皆さんの不安や誤解を一つずつ解きほぐしながら、早期緩和ケアについてより理解を深めていきましょう。

第2章 「早期緩和ケア」5つの誤解を解く

早期緩和ケアについて、様々な患者さんから不安や疑問をいただきます。前章をお読みいただいても、まだモヤモヤとした印象を持たれる方が多いかもしれません。そこで本章では、早期緩和ケアに抱かれがちな5つの誤解を取り上げ、それぞれについて説明していきます。

1 緩和ケアはお金がかかり、家族への負担も大きい？

➡入院費用が減り、介護者の負担も小さくできる

終末期医療にかかる費用が減る

早期に緩和ケアを受けることのメリットを理解したうえで、それでも「何の症状もないのに病院に通っていてはお金がかかるのでは？」と思われる方は多いでしょう。

そう、世の中、何をするにもお金がかかって大変です。

特に医療費は、想定外の出費であり、できるだけ安くあげたいという気持ちがあるのは当然でしょう。

たしかに、緩和ケアを受けるのにもお金がかかります。

病院の緩和ケアチームとして活動していた際も、「お金がかかるので来なくてよい」と緩和ケアを希望されない方もいました（実際には、高額療養費制度で実出費は変わりません）。

しかし世界的には研究が進み、緩和ケアを受けてその時点でお金がかかっても、トータルでは安くなる可能性があることが明らかになっていることを、皆さんはご存じでしょうか？

名前が「緩和」なので、緩和ケアが症状緩和に役立つことは、すぐにご理解いただけると思います。

また、これまでも触れてきたように、問題が大きくなる前に予防する効果も緩和ケアにおいては期待できます。

外来の費用がいくらかかるとはいえ、入院すれば、がんの患者さんの場合はすぐに高額療養費制度での費用上限に達することも多いでしょう。

費用上限だと、標準報酬月額28万〜50万円の場合は、８万１００円＋（総医療費－26万７０００円）×１％かかります。収入によって上限は上下し５つの区分がありますが、この制度により支払う医療費には上限があります。

もし緩和ケアが、症状の良好な緩和や、未然の問題発生・悪化抑止により、入院予防や、その期間の短縮につながるのならば、その分の出費の減少につながります。

実際、緩和ケアを受けると入院日数が減少するという研究はいくつも存在します。入院後も、症状の緩和等により早期の退院が期待できるので、出費が減ることが指摘されています。

運命の分岐点は予測できない

前章で紹介した、2人の骨転移の例で考えてみましょう。

藤山さんが、もし骨転移からの脊髄圧迫の情報を十分得られていなかったら……。

実はこの治療が遅れて下肢麻痺などになってしまう人もいます。

そうするとどうでしょうか？

かなりの質・量の介護が必要になります。家での生活が難しくなる方もいるかもしれません。それは取りも直さず大きな出費につながります。

私たちには運命の分岐点は見えません。

しかし医師として診療している私には、最善のシナリオや最悪のシナリオも見えます。

藤山さんは一歩間違っていたら下肢麻痺になり、長期の入院が必要になったかもしれず、また介護費用などもかかったでしょう。

情報という武器により、彼はそれに陥ることを避けられました。

緩和ケアを受けるということで払う経済的な対価はあっても、その先に得られるメリットから払った分を取り戻す以上のことができたかもしれません。

一方で、後者の山内さんはどうでしょうか？

早めに相談していれば、その費用はかかったかもしれません。実際それが嫌で相談しなかったのかもしれません。

けれども先に相談しておけば、絶対はないにしても、骨折を回避することができたかもしれないのです。

情報はとても大切です。

そしてがんなどの病気というのは個人差も大きく、必要な助言は人ごとに異なります。彼女も必要な情報を知っておけば、入院や手術の負担と、それに付随する経済的な負担を避けられた可能性があるのです。

人はどうしても、目先の負担は嫌なものです。

ましてや医療費などはできるだけ払いたくないのが当然ではありましょう。

緩和ケアを受ける費用自体は、国による設定はそれほど高くなく、一方でだからこそ普及の足かせになっている部分もあります。重点的に報酬が得られる分野が発展し、人も割り当てられるものだからです。

私のクリニックではその問題を解決するために、保険診療で追加の費用としていただくことが認められている予約料という保険外併用療養費制度を用いた料金を頂戴しています。それがゆえに、フリーアクセスの早期からの緩和ケア外来を実現しました。オンラインでも相談形式で対応しており、全国からの相談に乗っています。

一方で、比較的安価で受けられるのが、一般の緩和ケア外来なので、かかれるのにかかからないのは損です。

ぜひ有効活用していただきたいと思いますし、何百万円もする怪しい治療ではなく科学的根拠も世界で示されているものなので、ある程度は必要経費として、転ばぬ先の杖として考えていただいても良いのではないかと思うのです。

実際、今の出費を厭《いと》うあまりに、問題が大きくなって、結局入院などになってしまい、もっと早くから定期的に通っていたら……というケースも少なくないのです。

入院による出費を回避するために

研究途上という状況で、日本でも先ほど紹介した「緩和ケアを受けると入院日数が減少する」という研究が適用できるかどうかはわからない部分もありますが、苦痛を緩和することは、また適切な意思決定を支援することは、将来の出費を抑えることにつながる可能性が高いと言えます。

例えば、緩和ケアのもっとも知られている対象の一つである痛みも、著しくなれば、入院となってしまうでしょう。

そうならないように（外来で対処できるように）適切に鎮痛薬を調整すれば、入院を回避でき、すると月約8万円（高額療養費制度適用時）の出費を抑えられます。

問題を先送りにすると、結局顕在化したそれによって、より多い出費を強いられる可能性があるのが、軽くない疾患の場合です。

結局、先に払った場合のほうが、トータルの出費を抑えられる、ということも十分あり得るでしょう。

先回りして問題に対処し、予防まで行うためには、5分や10分の診療では難しく、そのため緩和ケアの外来には時間がかかります。

また先述したように、現状のシステムでは、あまりにも病院にとってのコストパフォーマンスが低いので、緩和ケア外来を拡充することは現実的ではありません。また全ての患者さんが早期緩和ケアを希望すると、病院の緩和ケアの専門的担い手はパンクしてしまうでしょう。

私の診療所で行う緩和ケア外来相談は、日本のその現状を補うものです。

緩和ケアには「**出費の低減**」という効果もありうるのだということは、知っておいても良い情報でしょう。緩和ケアを受けることによる支出で、苦痛の緩和だけではなく、その支出分をはるかに上回る結果を得ることができるかもしれません。

もちろん出費の低減は、早期からの緩和ケアが目指している要素の一つで、他にも患者さんの希望に沿って得られる効果は様々にあります。ただトータルでは安価になり、経済的な負担が減る可能性があるというのは、患者さんにとって大きなメリットだと考えます。

延命治療をどう考えるか――不要な医療をなくすために

昨今では、高齢者の増加にともなう国の医療費の増大を危惧する声も一部に高まっています。

そんななか、終末期医療の費用の削減を主張する人も一定数います。「どうせ死ぬのなら無理矢理延命しなくてもいいのでは?」という考えでしょう。一方、こうした考え方が優生思想(「生きる価値のない命」というものがあるという考え)につながるとして強い批判があり、激しい論争のテーマになっています。この問題については本書の第4章で詳しく論じます。

私の意見としては、本人が望まぬ延命治療はもちろんしないに越したことはありません。けれども、患者さんの置かれた状況というのは人それぞれです。コストの面からも大切ですが、それよりさらに希望と合致するのかという観点から考えられるべきだと思います。

経済的側面はもっとも重要です。

まずは早期からの緩和ケアで入院を減らし、医療費の支出が減る可能性もあることは先述した通りです。そしてまた、早期からの緩和ケアにおいては、いざという時のことをより頻繁に話し合うことになります。

そうすると、必要な医療・不必要な医療がはっきりします。

結果、自分にとって無駄な医療にお金をかけることを避けることができるでしょう。

また検査も、必要なものもあれば、年齢を重ねてくると必要度が下がるものもあります。それらを明らかにすることも、無駄な出費を減らすことにつながると考えられます。


川田さんは50代の女性ですが、自分のがんがもう治らないとわかった時、彼女が最優先したのは家族にお金を残すことでした。

もちろん治療には意味があり、自分が生き続けることも家族にとって意義があることは十分わかっていましたが、残せるものは少しでもというのが彼女の思いでした。

子どもたちには生活レベルを今後下げてほしくはないし、教育に関しても最大限受けられるように、というのが彼女の願いでした。

彼女は徹底的に無駄な医療を省きたいという思いがありましたが、それを相談できる場は必ずしも多くありません。

彼女はそのために緩和ケア外来を活用することにし、私の診察を受けることになりました。彼女と相談し、症状緩和薬に関してもできるだけ安いものを、症状緩和の水準よりも優先させて（それが彼女の希望だったからで例外的なやり方です）使用しました。

そしてまだ治療すれば長生きできる側面があると何度も伝えたのですが、彼女は翻意することなく、その思いを徹底されました。

しかし、彼女はむしろ生き生きとしているように見えました。

思いと手段が合致する時、人はしばしばそのようになるものです。

結果、それこそ無駄な出費は極限まで減らすことができたと思います。

「国の医療費のために」というより、個々にとって無駄な医療費を減らすことは、誰にとっても利点があるものです。

年齢などで一律に判断するのではなく、個別化して考えることはとても重要です。病院でも、できるだけ各人の状況を把握して医療に反映させようと、心ある医療者は実践しています。

しかしそこでもネックになるのは時間です。

病院では、一人ひとりに割ける時間は決して多いわけではありません。

それに対し比較的時間をかけて接してくれる緩和ケア外来、そして各人の価値観を頭ごなしに否定するのではなく、現実との折り合いを一緒に考えてくれる緩和ケア医を活用したことは、彼女にとっては正しいやり方でした。

「早く緩和ケアに来て本当に良かった」

彼女はそう言っていました。

「末期になって来たのではこのような使い方もできなかった」

そうも言っていました。そうです、末期になってからではできることは限られます。

個々人においての、望まぬ治療、自分の価値観に照らし合わせて不要な医療を減らすことでの、医療費削減効果というものも、もちろん緩和ケアなどを活用することで可能となるものでしょう。

患者のケアが家族のケアにつながる

家族は第二の患者と呼ばれます。

私も恩師に、患者さんとご家族は50：50で時間を作ってくださいと、ホスピス着任時に教えてもらったことを昨日のことのように思い出します。

患者さんのケアに夢中になってしまって、ご家族のケアを怠ることがご家族の燃え尽きにつながったり、逆にご家族を十分支えることが患者さんを支えることにつながったりもします。また患者さんをより良くケアすることが、ご家族の心身の負担を軽減することもあります。患者さんとご家族は一つでもあるのです。

緩和ケアは「患者と家族」を対象とするものです。

患者さんだけが緩和ケアの対象ではなく、実際私もご家族を中心としてケアに当たったケースは少なくありません。

重い病気の患者さんを支えるご家族は、患者さんと同等以上に苦しい場合があるのです。そして患者さんと同じように、病気のことや先行きなどについて思い悩むことがあります。ご家族を支えることは、患者さんを支えることにつながります。一方で、患者さんの不安や苦痛を軽減することは、ご家族の精神的なつらさを改善し、満足につながることが示唆されます。

すなわち、患者さんを支えることが、ご家族を支えることにもつながるのです。

緩和ケアは従来より、患者さんとそのご家族（およびそれに準じる存在）をその対象としています。

一方へのケアが双方に良い影響を与えるのです。

「早くからの緩和ケア受診はみんなのため」とも言えるかもしれませんね。

2 緩和ケアは身体の痛みを和らげるだけ？

➡精神的・社会的な痛み、存在の意味のゆらぎにも総合的に対応する

緩和ケアが和らげる「4つのつらさ」

緩和ケアでは、様々な「つらさ」を和らげることを目的にしています。

つらい症状は大きく以下の4つに分類されます。「身体のつらさ」「精神のつらさ」「社会的なつらさ」、「スピリチュアルなつらさ」です。

このうち、あまり耳にしない「スピリチュアルなつらさ」とは、主として重い病気に伴って、生きる意味や死の恐怖などの「存在に関するつらさ」が出現することです。簡潔に言えば、「存在の意味のゆらぎ」でしょう。これについては後ほど詳しく説明します。

緩和ケアに従事する医療職や介護職は、この4つのつらさを把握するように努めます。

これらは絡み合っており、相互に影響し、場合によってはそれがより深刻な生活の質への障害となって現れることもあります。

このため、優先順位を考え、問題となっている度合いが高いものから解決するために、丁寧に支援を図っていきます。

具体的な例を挙げましょう。60代女性で乳がんの患者さんだった鈴木さん（仮称）は、抗がん剤治療の吐き気が強いとのことで、乳腺科の主治医から紹介されました。

確かに吐き気はずっと続いているとのことでした。ただ、しっかり話を聞くと、この症状が続いているため次第に気持ちもうつうつとし、何も楽しめなくなり、不眠や食欲不振、体重減少など、様々な苦痛があわせて出ているとのことでした。

このような苦しさを訴えながら、鈴木さんは「自分はだめな人間なんだ」「こんなつらくて……もう死んだほうがいい」「生きている意味がない。早く楽にしてください」などと、とめどなく涙を流されました。

一緒に来られたご主人にも話を聞きました。すると彼女が元気だったころとは別人のように、能面のような顔になり、いつも暗鬱な様子でネガティブなことを口にしているとのことでした。こう話すご主人も、彼女の変化に戸惑いを感じているようでした。刺さるような言葉を投げかけてくることもある鈴木さんとご主人は、言い争うこともあったようです。

診察とこれらの情報をもとに、私は鈴木さんがうつ病になっていると診断しました。確かにがんになった人はしばしばうつ病になります。そしてその治療で改善します。

「もう一切薬は飲みたくない」という鈴木さんの要請とすり合わせ、うつ病の薬1錠と、吐き気止めの薬2種類を1錠ずつ、合計3錠の服用を何とか約束してもらい、処方しました。

この診察から2週間がたって、鈴木さんは前回より少し明るい表情で外来に来られ、「吐き気が治まった」とのことでした。継続する吐き気には適切な薬剤があるので、その制御がうまくいきました。1ヵ月がたつと、さらに元気なご様子でやってこられました。うつうつとした気持ちが少し改善してきたとのことでした。抗がん剤治療も再開ができました。

それから数年、鈴木さんとは緩和ケア医として伴走させていただきましたが、再びうつに陥ることはありませんでした。もし鈴木さんに適切な専門家による緩和ケアがなされなかったらどうなったでしょうか。まず、抗がん剤治療は間違いなく再開できずにいたでしょう。そして、それは死を早めることになったでしょう。

うつの彼女は死を希求する、つまり自死を考える時間が増えていました。うつが消えたあとで彼女は「後から考えるとばかげたことだった」と笑いましたが、最初の外来では自死しかねない様子さえ感じられました。もちろん自死をしないように約束してもらい、診療しました。

日本では認められていない安楽死という手段があったら、彼女は迷わずそれを選ぶ身体と心の状態だったでしょう。それがガラッと変わったのです。これは特別な例を挙げているのではありません。このような事例は、末期ではない段階からの緩和ケア診療ではしばしばあることなのです。

さて、鈴木さんにはどのような苦痛があったでしょうか。まずは吐き気、不眠、食欲不振、体重減少といった「身体のつらさ」、うつ病からくる「精神のつらさ」、夫との関係がゆらいだことによる「社会的なつらさ」、生きている意味がないとまで考えてしまった「スピリチュアルなつらさ」です。

私は、ずっと続いている吐き気と、それに続いて発生したうつ病が、彼女にとって大きな問題になっていると判断しました。4つの苦痛はあくまでつらさを理解するための物差しで、分解して考えることも大切ですが、ただそれらの連関について統合して考えることも重要なのです。吐き気とうつ病の治療をきっかけに、鈴木さんの苦痛は大幅に改善し、緩和ケアの大切な目標であるＱＯＬ（生活の質）の向上が達成できたのでした。

以上のように、緩和ケアは「人のつらさ」という幅広い領域を扱います。しかもそれらは、多くが主観的なものであり、本人のみしか体験していないことでもあるので、それをよくつかみ取るコミュニケーション技術も欠かせないのです。

スピリチュアルなつらさ

さて、4つ目で取り上げた「スピリチュアルなつらさ」について、もう少し詳しく説明をいたします。

皆さんは「スピリチュアルペイン」という言葉をご存じでしょうか。スピリチュアルというと、日本での一般的なイメージは、亡くなった人の魂を呼び寄せて別の誰かを介して言葉を伝えるという口寄せなどの印象が強いかもしれません。

けれども、そのような降霊術と、ここで言うスピリチュアルは異なります。どうしても日本ではそうしたスピリチュアルのイメージが強いですから、皆さんもその言葉を聞くと、少し怪しげな印象を受けるかもしれません。

第1章で紹介した世界保健機関の緩和ケアの定義にも「スピリチュアル」という言葉が普通に記載されています。

では、このスピリチュアルな問題とは何なのでしょうか。

『日本人の「終末期がん患者のスピリチュアルペイン」概念分析』（嶋田由枝恵、宮脇美保子）という日本における終末期がん患者のスピリチュアルペインを調べた論文によると、次のようにまとめられています。

「終末期がん患者が、生命の危機の恐怖や病気の進行による身体機能の衰えに伴い無力感を抱くことによって、生きること・存在すること・苦悩することとの意味、死への不安、尊厳の喪失、罪責意識、現実の自己への悲嘆、関係性の喪失、超越的存在への希求等について問い続けざるを得ない苦痛」

ごく簡単に言えば、「存在」に関するつらさとまとめることができるでしょう。

重い病気になると、自分のことを自分で決めて行動する「自律」が損なわれます。これが、「なぜ人の世話になってこのように生きねばならないのか」という苦悩と結びつくことは想像に難くありません。

死を意識するようになると、これまでの人生は良かったのか、あるいは正しかったのか、そして死後にはどのようになるのか、罰を受けるような来世が待っているようなことはあるのか、などと様々なことを考え思い悩むということは、個人差はあるものの、しばしば現場で認められるものです。

先述の論文では、このような苦悩が7つにまとめられています。

(1)**意味への問い**……「これじゃ生きていても意味がない」などと人生の意味や目的を失って苦悩する。生きる意味や存在の価値、苦難の意味に対する問い。

(2)**死に対する不安**……「死そのものへの不安」「死への過程の不安」「死後の不安」などの死に関連する不安。

(3)**尊厳の喪失**……病状の悪化に伴う身体機能の低下で、特に排泄が自立できなくなるなど、日常生活行動等を他者に依存しなければならないことで、自尊心の低下につながり、尊厳が喪失することの苦悩。

（4）**罪責意識**……「役割を果たせない申し訳なさ」「他者の迷惑になる」「人生への後悔」「罪への報いとして病になった」などの苦悩。

（5）**現実の自己への悲嘆**……自分が思い描く姿と現実とのギャップへの苦痛や、希望の喪失。

（6）**関係性の喪失**……他者との親密な関係性を続けることが困難になることによる孤独や、死による別れの苦悩。

（7）**超越的存在への希求**……神や宗教など、これまであまり関心をもつことがなかった人間や現世を超越した世界に対する希求。

確かにこれらは、死が迫っている方や非常に重い病気の方から、しばしば聞かれる苦悩です。そして身体の苦痛や一部の精神的な苦痛と比べて、薬剤などで緩和するのが難しい苦痛でもあります。

それでは一体どうしたらよいのでしょうか。

もちろん最近では、臨床宗教師など、一般的な医療で手が届きにくい場所をカバーするような職種も生まれてきています。私もチャプレン（病院など教会の外で働く聖職者）がいる病院で働いたことがありますが、確かにそのような患者さんの苦悩に援助を提供していました。自分がこのような苦悩を抱えた時はどうしたら良いのでしょうか。

先の論文は、あくまで終末期のがんの患者さんを中心としたものですが、それに限らず私たちは、人生における重大な出来事や病、心身のトラブルを抱えた時に同じように存在に関するつらさを抱える可能性があると考えられます。

一つの解決策としては、忌憚《きたん》なく話せる場を確保することです。私たちは対話を通して自分にとって真に大切なものを見いだしたりすることがあります。

対話が中断されてしまうと、深いところまでたどり着けません。やりとりを通して次第にスピリチュアルペインを緩和する何かが浮き彫りになることがあるのです。

緩和ケア医の岡本拓也先生は『わかりやすい構造構成理論―緩和ケアの本質を解く』で、スピリチュアルペインを緩和しうる方法の一つである傾聴を次のように説明しています。

「『志向相関的に聴くことを通して、傾聴する対象となる人が自分自身の存在と自分の人生を肯定できるような新しい物語（構造）の再構成ができるように援助する行為』と捉えることができる」「『傾聴』という援助を通して、患者や家族の中から、彼／彼女のＱＯＬを改善するような物語を引き出し紡ぎ出す」

私たちは話すことで、現在の苦悩（スピリチュアルペインを含む）**を改善する新しい物語を自らの中から見つけられる可能性がある**のです。

少しずつそのような対話を提供してくれる場も出てきています。「がんカフェ」や、私が行っている早期からの緩和ケア外来など、スピリチュアルな問題に関しても自由に話せる場が、探せば見つかるようになってきています。

生きるうえで避けられないスピリチュアルペイン。少しでも皆さんそれぞれの解が見つかることを願っています。

3 緩和ケアで使う薬はおそろしい？
➡病状に応じた「医療用麻薬」や「鎮静」の方法

医療用麻薬の正体

「先生、がんは痛いんですよね」――。こんな質問をされることがよくあります。皆さんはどう考えますか。正解は「人それぞれ」です。痛い場所にがんができれば進行具合がそれほどではなくても痛いケースがあります。逆にあまり痛くない場所にがんができれば、最後まで痛くないということもあるのです。

さて、がんで痛みが出た場合はどうしてもらいたいでしょうか。もちろん痛み止めを使ってほしいですね。ただ、薬局でも売られているような痛み止め薬は、がんの痛みに対して効果が不十分なことがあります。

では、どうするか。「オピオイド」と呼ばれる医療用麻薬の出番です。私のような緩和ケア医はオピオイドの専門家でもあるのです。オピオイドとは、身体の中のオピオイド受容体という場所に作用して、痛みを感じにくくする効果を発揮する薬剤のことを言います。特に脊髄や脳に作用することで鎮痛作用を示し、痛み止めとして使われています。

オピオイドには様々な薬剤があり、多くが麻薬指定されていますが、麻薬指定になっていない「トラマドール」や「ブプレノルフィン」などの薬もあります。正確には「オピオイド」と「医療用麻薬」は完全には一致しないのですが、今回は医療用麻薬で統一します。

医療用麻薬は、がんの痛み治療で長い歴史がありますが、誤解が多い薬でもあります。その一つは「意識を低下させて痛みを和らげる薬」という誤解で、非常に多いのです。

実際に医療用麻薬を投与されると、開始時および増量時に眠気が出ます。しかし、この眠気は作用が減退する「耐性」が形成されて軽減していき、消失します。一度消失すると、過量でなければ眠気はそれほど強くなりません。医療用麻薬を使用しながら、以前と変わらず仕事をされている人も多くいます。

次に「がんが進行して最終末期になった患者を眠らせるために用いる」というような誤解があります。しかし、医療用麻薬は鎮静薬と比べれば意識を低下させる効果は弱く、そのような使用法は妥当ではありません。

より大きな誤解として「オピオイドが命を縮める」というものがあります。しかし、終末期がん患者にモルヒネなどの医療用麻薬を増やしても命は縮まないとされています。痛みに苛《さいな》まれていると、生命力がそがれることもあるかもしれません。痛みを和らげればそのぶん患者は楽になるはずです。少なくとも、がんの場合、適正に医療用麻薬を用いることで余命を縮めることはないと言って差し支えないでしょう。

次に問題になるのが「くせになる」「やめられなくなる」でしょう。

確かに痛みがない人が医療用麻薬を使えば、くせ（薬物依存症）になります。ただ、痛みには様々な成り立ちがあり、「炎症のある痛み」の場合は、依存が形成されにくいことが動物実験でわかっています。

がんの痛みは、しばしば炎症による痛みです。実際２０００人以上のがんの患者さんに医療用麻薬を処方してきた私の経験からも、くせになった方はほぼいないと言って差し支えありません。

ほかの誤解と言えば「使えば使うほど効かなくなる」というのがあります。これを信じてしまって不安を感じ、使用を差し控える患者さんもいます。しかし、がんの痛みを引き起こす慢性の炎症の場合、これは当てはまらないことがわかっています。

がんの痛みの場合は、標準的ではない、無軌道な使用をしない限りは、「使えば使うほど効かなくなってしまう」おそれは非常に少ないと言えるのです。

いかがでしょうか。皆さんがご存じの内容もあれば、そうではないものもあったでしょう。いずれにせよ、がんの痛みで悩んでいる場合の医療用麻薬治療は恩恵が大きいです。副作用も気になるところだと思いますが、対策はあります。

オピオイド投与によりほぼ100％出現する便秘は、腸への薬などを用いてしっかり対策すれば、重大な問題となるのを防げます。人によっては出現する吐き気にもちゃんと薬があります。

痛み止めを使いたくない日本人

日本の標準は世界の非標準である場合があります。少なくとも医療用麻薬に関しては、それが当てはまりそうです。左頁のグラフを見れば、日本では、使うべきだとされる「適正使用量」に比べ「実消費量」が圧倒的に少ないことがわかります（図2－1）。

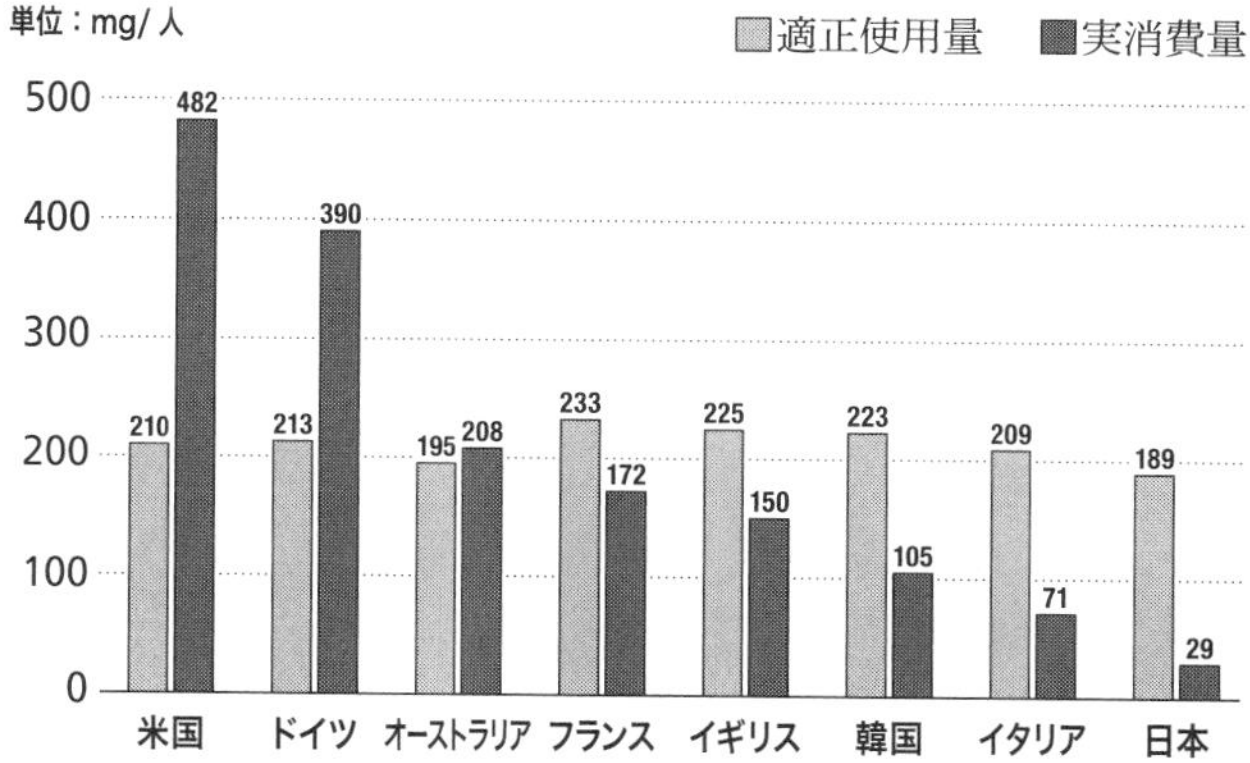

図2-1　医療用麻薬の適正使用量と実消費量（2010年 WHO報告）
（出典：Duthey B.et al, *Journal of Pain and Symptom Management.*, 2014, 47(2), 283）

米国はオピオイドの乱用が社会問題化しており、モデルケースとは言い難いですが、イギリスは緩和ケアの先進国で使用量が妥当と言えるのではないかとされています。

医療用麻薬の使用量が、多過ぎるのは良いこととは言えません。

必要ない症状にまで使用している可能性や、乱用の可能性があるためです。また効きづらい痛みに対してやみくもに使うと量も多くなりがちで、そもそもその痛みに対して適切な鎮痛薬が選択できているのか疑問な場合でも総量はとても多くなるのです。

したがって、消費量が多いから良い、どんどん増やすのが良いとは言えないわけです。しかし、日本の消費量の顕著な少なさは、痛みへの「我慢」が社会に蔓延《まんえん》し、がんなどの痛みに必要な医療用麻薬が正しく使用されていない可能性が高いのも事実です。

痛みに限らず、総じて日本人は我慢する傾向が強いと感じます。良くも悪くも、日本人は痛みをできるだけ我慢し、あまり痛み止めを使いたくない、という方が多いです。

このため、アメリカのようなオピオイドの乱用が社会問題になることは避けられていますが、我慢し過ぎで生活の質を下げている側面があるのは否めません。医療用麻薬に限らず、薬剤は毒にも薬にもなるものですが、多過ぎても少な過ぎても不利益になります。

現場ではがんの痛みを不十分な薬剤量で耐えている方も少なくありません。ですから、痛みは過小申告せず、また改善しない場合は緩和ケアに通じた医師にかかるなどしてしっかりと和らげてもらうことが肝要です。

意識を落とさず苦痛を緩和する

苦痛症状といっても多種多様です。

例えば、左頁の図2－2のように苦痛の症状というものは多岐にわたります。それぞれに対処法があるので、専門家として良策を提案します。

なお、以前の医学教育では通例、病気の勉強は行っても、症状の緩和法についてしっかりと教えられる機会は潤沢にはありませんでした。

●痛み	→70%
●全身倦怠感	→90%以上！（ほとんどの人がしんどい）
●食欲不振	→90%以上！（ほとんどの人が食欲がない）
●便秘	→75%
●不眠	→60%
●呼吸困難	→50%
●嘔気・嘔吐	→50%
●歩行困難	→25%
●せん妄（混乱）	→25%
●腹水	→25%
●浮腫	

図2-2　がん患者の苦痛症状（死の２週間前）

（淀川キリスト教病院『緩和ケアマニュアル』より筆者作成）

それもあって、症状緩和策は、私が現場に出た20年ほど前だと、先輩の治療を見様見真似して行ったりすることがよくありました。

緩和ケアを修得する際には、症状ごとに原因や対策について理解を深めるので、緩和ケア医は症状の原因を突き止める力などに秀でています。

さらに忘れてはいけないのは、緩和ケアの担当者は抗がん剤治療などの副作用対策にも通じていることです（ただし医療者ごとに差はあります）。

抗がん剤治療には吐き気などのイメージがいまだにありますが、随分と緩和できるようになってきています。

私も10年ほど前より、緩和ケア外来でしばしば相談される抗がん剤治療の副作用に関して、緩和薬の処方などで対応してきました。

治療医の外来診療は時間が極めて限られている

ことも少なくなく、治療の副作用対策をよく相談する時間がないこともあります。

そのカバーとして、外来化学療法室等という、日帰りで抗がん剤治療を行う場所には、薬剤師や看護師など相談できる医療者が存在することも事実ですが、治療医と相談したいという場合に、緩和ケアの従事者がサポートしてくれる場合もあるのです。

さて、患者さんからすると特に、「亡くなる前に穏やかに過ごせるのか」というのは不安でありましょう。

緩和ケアにおいては医療用麻薬も「含めて」、意識を落とさないで苦痛緩和するのが通例です。

意識ははっきりさせたまま苦痛だけ緩和するのが最新の方法です。

ところが病気が最終末期まで進行すると、苦痛だけの緩和はできないこともあるのは事実です。

そのような時は鎮静といって、意識を低下させる薬剤を用いて症状緩和する方策があります。

病状の進行と医療のタイミング

それでは、病状によってどのような薬の投与を行うか、時期ごとに流れを追って見ていきましょう。

一般に病状が進行すると、様々なつらい症状が出ることがあります。どんな症状がどの程度出るかは個人差が大きく、周囲からわかるような苦痛が少ない場合もあれば、その逆もあります。早くから治療とともに緩和ケアの専門家と接触しておく意義は、苦痛が大きくなった場合に遅滞なく対応に移れる点です。

例えば抗がん剤治療です。昔のイメージといえば、「副作用がつらいだけで、その割にはたいして延命されない……」でした。いまだにそんな印象を抱かれている方が多いかもしれません。

しかし、現在の抗がん剤治療は進歩し、副作用対策も徐々に進んできています。分子標的薬など、旧来の抗がん剤と比較して全体的な副作用が軽い薬剤も登場しています。

抗がん剤治療の良い点は、効いていれば命も長くなり、症状も抑えられることです。がんが進行しないので症状が抑えられ、がんが縮小したり炎症が軽減したりすれば痛みなどの症状も緩和されるのが普通だからです。

このため、治療期においては、がんの症状というよりも、抗がん剤治療の副作用の緩和が大切になります。がん診療連携拠点病院などの緩和ケアチームに所属していたり、緩和ケア外来を担当していたりする緩和ケア医は治療の副作用の緩和にも携わります。

一方で、抗がん剤が効かなくなってくると、がんそのものの症状がしばしば出現してきます。その代表的なものは痛みです。がん細胞が増殖して骨を破壊したり、臓器や神経を圧迫したりして痛みが出てくるからです。

この痛みに対しては、医療用麻薬や他の鎮痛薬などを組み合わせて治療します。医療用麻薬はがんの痛みを訴える患者さんに使用しても、くせになったり命を縮めたりはしません。ただし適量に設定しなければいけません。少な過ぎれば効きませんし、多過ぎると眠気が強くなります。また医療用麻薬は、骨の痛みや神経の痛みにも効きますが、医療用麻薬だけでこれらの痛みを消し去るのは難しい場合が多いです。このため、医療用麻薬に他の鎮痛薬などを組み合わせて治療する方法がとられています。

このような難しい痛みの場合は、原因を突き止め、どのように薬やその他の治療を組み合わせ、かつ副作用をできるだけ出ないようにさせるか。これらの諸問題をクリアするためには、緩和ケアの専門家としての力量が試されます。このためには、しばしば過小に申告される痛みの程度を、患者さんからしっかり伝えてもらうことが前提になります。

この他にも、がんが進むと（痛み以外にも）様々な症状が出てくる可能性があります。具体的には「息苦しさ」や「吐き気」「だるさ」「食欲不振」「下痢」「便秘」などです。それぞれの症状には対処法がある程度は決まっていますし、その背景として原因をしっかり医学

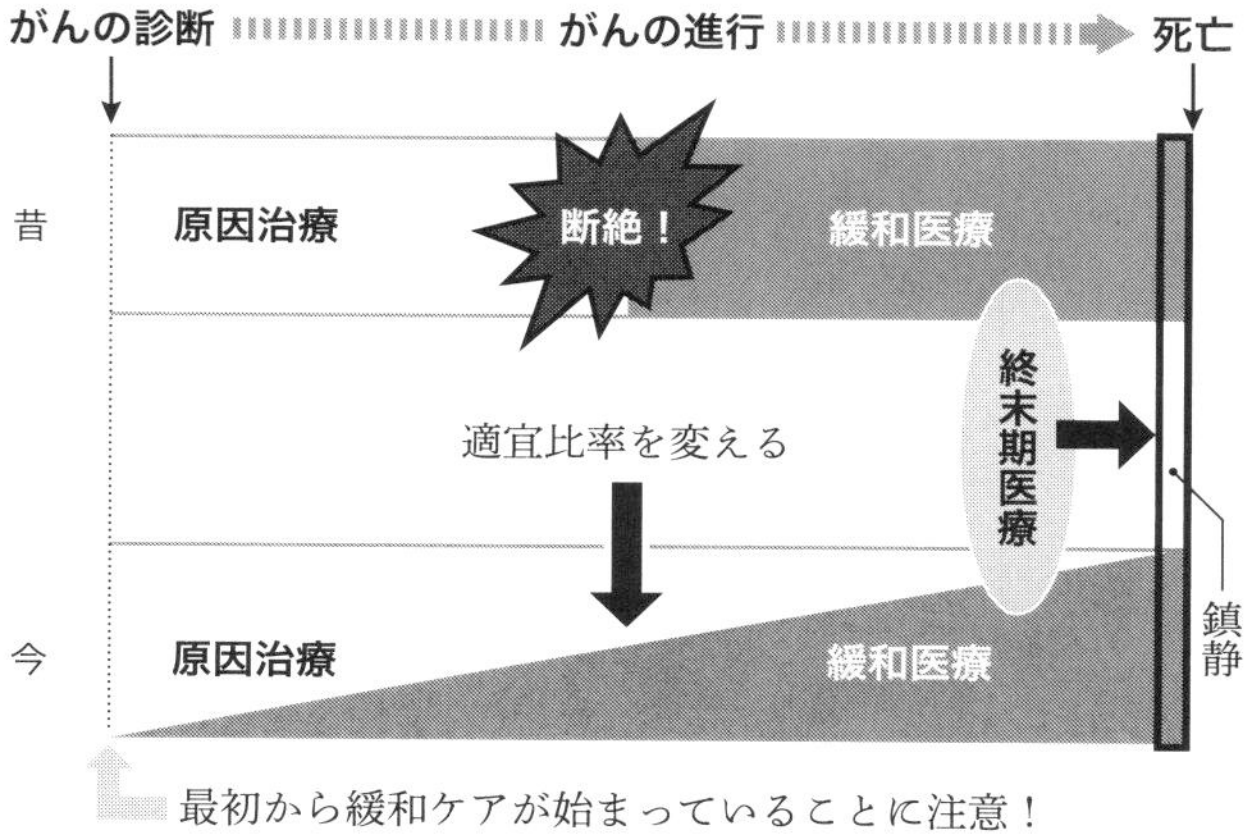

図2-3　治療と緩和ケアの比率（筆者作成）

的に判断することが重要になります。医学的には「アセスメント」と言います。

このように進行がんの緩和ケアにおいては、最初はがん治療の副作用対策、病気が進むにつれてがん自体の苦痛に関しての対策が、それぞれ比率を変えながら必要になります（図２－３）。

最後の段階としての「鎮静」

転移が多く存在する場合は、現状では根治が難しい面があるのも事実です。今の医療の考え方では、できるだけ使えるがん治療薬を使って、生活の質を保ちながら長生きすることを目指します。

ただ治療の手段がなくなったり、あるいはその前に身体が副作用に耐えられる状況でなくなったりすれば、治療は終了となります。そして症状を緩和しながら、患者さんが残された時間を大切に過ごすことへの支援が重要となります。

そんな末期がんの緩和ケアも、病状に合わせて丁寧に苦痛などの症状を緩和していくことには変わりありません。しかし一般に、病状が進行するにつれて足腰が弱って動けなくなる時期は必ず来ます。

その時に入院するのか、それとも家で最期まで過ごしたいのか、悩むことが多いです。いざとなってから準備をすると遅いので、できるだけ早く、このような話を医療者や家族と詰めておく必要があります。

これができていないと、しばしば言われる、行き場所がない「がん難民」となってしまいます。そうならないためにも、他の病院や診療所等を紹介される前から、緩和ケアの視点をもった医療者に相談しておくことが大切です。

死期が迫ると、世間の認識とは異なり、身の置きどころのないようなつらさが主な症状になりますが、これには医療用麻薬はあまり効きません。このような段階になると意識を低下させることによって苦痛を緩和する「鎮静」という医療行為が唯一の緩和策となります。ただこの鎮静は、命を縮めることを目的としていないため安楽死させるものではありません。

鎮静のデメリットは、意思疎通が難しくなることです。また、鎮静が検討される時は、全身状態の悪さから意識混濁が起きていることも多く、どこまで医療行為を受けるかを、全ての患者が意思表示できるわけではなく、家族が代わりに判断するケースもあります。このような状況に備えて、十分話し合っておく必要があります。

このように進行がんから末期がんまでを概観すると、その時期ごとに様々な苦痛や問題が出る可能性があり、また緩和ケアは一貫してそれに関与してつらさや悩みを緩和するということが理解されると思います。

最期の苦痛——せん妄との闘い

「(がんを患っている)家族が痛みでのたうち回って……」。インターネットを閲覧していると、がん患者の家族からなのでしょう、こんな投稿を目にする機会が少なくありません。このほかにも、「(痛み止めの)モルヒネを増やしても効かなくてかわいそうだった」「モルヒネを増やしたら意識が低下して亡くなった」というような投稿もよく見かけます。

周囲の人がこのように感じる根底には、誤解があります。がんで亡くなるまでにどんな経緯をたどるかということが十分に知られていない、情報提供されていないことが原因です。そこで、どこに、どのような誤解があるのか、これから説明します。

まだまだ社会には「がんの末期＝痛い」という思い込みが広く存在していますが、これが最初の誤解です。実際、全員に痛みが出るわけではありません。最期まで痛みが出ないこともあります。

一方で、最期を迎えるまで健康な時と同様にはっきりとした意識を保つことは、ほとんどありません。なぜなら、全身状態が悪ければ、意識も混濁したり変容したりするからです。

このような意識の混濁や変容を「せん妄」と呼びます。終末期のせん妄はしばしば「身の置きどころがない」という様相を呈します。体の置き場所が定まらず、ベッド上で体位を頻繁に自分で変えたり、掛け布団を「重い」とはね飛ばしたりします。自分でできなければ、こうしたことを行ってほしいと周囲へ訴えます。

このほか、「だるい」とおっしゃることもあります。一般に、死期が迫った段階では思うように体を動かすことができず、顔をしかめ、体位が定まらなくなります。

このような状況で周囲から「痛い？」と質問されると、うなずくことはあります。でもこの段階では、「だるい？」とか「気持ち悪い？」とかの質問に対しても、同じようにうなずくこともしばしばあるのです。

これらは具体的な身体症状があるというよりも、せん妄などで意思の疎通が困難になっていて、周囲からの呼び掛けの内容が理解できないままうなずいているだけ、という場合もあります。このような患者の状態は、終末期の診療に習熟している医療者ならば見分けられます。

患者の家族の視点ではどうでしょう。

「痛い?」との質問にうなずかれれば、「痛がっている」と思うのが当然です。そうすれば「何とか痛みを取ってもらえませんか。医療用麻薬を使ってでも」と医師に希望されるでしょう。しかし、このような患者の反応は痛みからというよりも、他の原因が主である可能性が相当高いのです。

確かに痛みを放置することは、せん妄を悪くします。一方で、痛みに対して過剰に医療用麻薬を使うこともまた、せん妄を悪くしますから、この時期の患者さんの痛みを和らげるには、相当繊細な治療が要求されます。

しかも、痛みがないにもかかわらず医療用麻薬を用いれば、せん妄はより悪くなる可能性があり、ひいては本当に患者を苦しめている「身の置きどころのなさ」を悪化させる可能性もあるのです。

これらを踏まえてインターネットでよく見る、先の言葉を考えてみたいと思います。

終末期ケアの理解を深める

「モルヒネを増やしても効かなくてかわいそうだった」――。もしかしたら、身の置きどころのなさが中心で痛みは感じていなかったのかもしれません。このようなせん妄による身の置きどころのなさに関しては、抗精神病薬や鎮静薬を用いて対処します。

逆に鎮痛薬であるモルヒネ等の医療用麻薬は、意識を低下させる作用はそれほど強くありません。鎮静薬を使わないと取れない苦痛が、人の最終末期には起こる可能性があるのです。

「モルヒネを増やしたら意識が低下して亡くなった」という、先に紹介したネットの投稿はどうでしょうか。

本来、モルヒネなどの医療用麻薬は「鎮痛薬」なので、がん自体による痛みがあって、基本的な痛み止めであるアセトアミノフェンやロキソプロフェンなどでは抑えきれない場合に、末期に限らず使うべき薬です。

終末期になって初めて最終兵器のように使うものではないのですが、「意識が低下して亡くなった」と記されるエピソードは、モルヒネが最後の最後に登場している例が散見されます。モルヒネについて患者とその家族だけでなく医療者にさえ、「意識を低下させる」「呼吸を弱めて死を早める」という認識があって、終末期まで使用を控えている可能性も考えられます。

特にモルヒネなどの医療用麻薬を使わずとも、終末期には意識が低下します。それでも、「モルヒネの投与が始まった、その後亡くなった」という事態を、正しい説明が不足している中で体験すれば、「モルヒネで亡くなった」と思っても不思議ではありません。

残念ながら、まだまだ人の死に関する情報は行き届いておらず、それがゆえに「末期がんの最期の症状がモルヒネで抑えられる」「ただしそれは意識を低下させ、命と引き換えになる」など、何重にも誤解されてしまっているのです。

このような誤解を解くにはどうしたらいいのでしょう。大切なことは、がんの終末期ケアに習熟している医師や看護師などの医療者に関わってもらうことです。

また疑問を口に出さないでいると、間違った認識で理解してしまうのはむしろ当然です。人が亡くなってゆくさまは、わからないのが当然ですし、家族の死を経験していても各人ごとに経過は違います。誰もが同じように亡くなってゆくわけではなく、だからこそ医療者とよくコミュニケーションを図って、知ることが大切です。

終末期には痛み以外の症状が問題になることも多く、しっかりとした緩和ケアが必要になります。その時のために、利用可能な医療資源についてもよく知っておくことが重要なのです。

4 緩和ケアは自宅では受けられない？

⬇早期緩和ケアは遠隔でも受けられる――地域格差の克服

コロナ禍でも対応可能なオンライン診療

オンライン診療は、実は過渡期にあります。

もちろん、オンライン診療が向かない内容もあります。直に診察してわかることが多くあるためです。

一方で、これまで述べてきたような緩和ケアの内容は、オンラインでも行うことができるものだと私は思っています。

しかも日本はこれからますます人口の偏在化が進むと思われ、様々な事情から医療的環境が脆弱な地域に住んでいても医療を受けられたり、あるいは都市部に集中している各領域の専門家に遠方からでもかかることができたりするのは、オンライン診療の大きなメリットです。

しかしオンライン診療が向かないケースのことも併せて議論されるため、安全性の点などから考えてオンライン診療の拡充に国は慎重姿勢を崩していないように見えます。

医師によっても賛否両論があり（診療科によっても考えは変わるでしょう）、医師の団体も拡充には消極的です。

現状は、あくまで通える範囲＋αの程度が保険診療としては望ましいとされています。以前は30分以内で通える患者さんに限定という縛りもあったほどです。

保険診療としてのオンライン診療は、3ヵ月以上対面診療してから初めて可能（以前は6ヵ月）となるなど、まだまだ制約はあります。

一方で、緩和ケア医もオンライン診療の活用に言及する医師が増えるなど、変化の兆しもあります。

日本で先駆的にオンライン緩和ケアを開始してきた身からすると、必要な変化でもあると考えられます。

なぜならば緩和ケアの専門家は少なく、また在籍施設も限られ、さらに受診にも条件や制約がある場合があり、私のようなフリーの緩和ケア医がオンラインで相談に当たることは日本の問題解決に寄与すると考えられるからです。「どこでも緩和」というネットワークを構築し、私以外にも相談に乗ってくれる医師を増やし、カバーできる範囲を広げていきたいと思っています。

今回のコロナ禍は改めて病院受診を見直す機会ともなったと思いますが、長い待ち時間や、病院自体も感染のリスクがあること（病人が集まるので）から、不要な受診は避けるべきなのは言うまでもありません。

もちろん対面が最良であることは論を俟《ま》ちませんが、わざわざ受診せずともオンラインでカバーできる部分も多いと考えられ、個人的にはより制限が緩和されることに期待したいです。

制約をかける側も、問題が起きてはいけないという患者さんを思ってのことなのだと思いますが、ことこのような事柄に関してはそのような「全ての患者さんを平等にするために制度を整えるべき」といった護送船団的な考え方と、「個々の患者さんの判断で動けるよう制度を緩和すべき」といった自己責任的な考え方が存在すると思います。

何でも自己責任とする考えは私はむしろ受け付けないほうですが、しかし一方で、様々なライフスタイルに合わせて、ご本人の理解と一定の責任を負ってもらうことの対価として、選択肢が増えること自体は、悪くないことなのではないかと考えます。

在宅で過ごす時間が増えると生活の質が向上する

緩和ケアはどこで受ければいいのでしょうか。「緩和ケア」という言葉は、大きく分けて2つの意味で使われることがあり、それが混乱の原因になっています。

その一つは、がんの高度進行期や終末期の療養場所としての緩和ケア。主として緩和ケア病棟やホスピスなどを指します。もう一つは、がん発見後に治療と並行して、より良い生活の質の確保や病気とうまく付き合うことを目的に病気自体の治療と併せて早期から行われる緩和ケアです。

前者の、終末期の対処や看取りを目的とした緩和ケアを担う病棟やホスピスは国の政策で、最終末期の入院及び症状緩和のための「短期入院」に特化した施設に変容しつつあります。

このため、いつ入院のために行動したら良いかの判断が難しくなっています。地域差が目立ちますが、都市部では入院予約面談の待ち時間も長く、そこから入院に至るまでの時間も長くなり、最近は入院が保留となることもあります。

そのため、かかっている病院の緩和ケア部門に手助けしてもらうほうが良いと考えます。

在宅でできるだけ長く過ごされたい方も少なくないでしょう。そこで、在宅緩和ケア医の選び方を説明します。一般に、死期が迫った際は手厚い緩和ケアが必要になります。「緩和ケア病棟で最期を過ごしたら良いのか、家で過ごしたら良いのか」とよく質問されますが、どちらがいいかは人それぞれ違うと言えます。

なぜなら、家庭環境や住環境、介護力、苦痛の程度、個々人の要望などが千差万別だからです。一人ひとり、解を探っていくことが大切なのです。

けれども一点、譲ってはいけないところがあります。在宅でがんの緩和ケアを受ける場合は、緩和ケアや看取りの力量を有した在宅医療機関、在宅医にお願いするという点です。国の政策もあり、在宅緩和ケアをうたっている診療所、在宅医とも増えていますが、それら全てで本当に実効性がある緩和ケアを提供しているわけではありません。安心して頼める診療所や在宅医を探すため、紹介元の病院に意向をしっかりと伝えるようにしてください。

これらは主として終末期やがんの高度進行期にお願いする緩和ケアです。

緩和ケアはチームで対応

次に、末期ではなくても治療中に受けられる緩和ケアについてです。最近は大きな病院だと、入院時が中心の「緩和ケアチーム」や外来患者に対応する「緩和ケア外来」が整備されてきています。

緩和ケア外来は、自施設に通院中の患者しか受け入れていない施設が多かったのですが、近年は他施設で治療中の患者も受け入れる医療機関が出てきました。

入院中に希望に応じて関わる緩和ケアチームは、「チーム」という名前からもわかるように、医師だけが所属しているわけではありません。

まず身体の問題を専門とする医師と精神の問題を専門とする医師、がん患者の看護に関する専門資格・認定資格を持つ看護師、それに薬剤師と栄養士、施設によっては臨床心理士など様々なスタッフが参加しています。

このような構成になるのは、一人の方が抱えている問題は多様で、一人の医師が全てを解決するのはしばしば困難だからです。それぞれの問題を得意とする様々なスタッフが必要に応じて関わって、患者さんを支えるのです。

前述した「4つのつらさ」にも、それぞれの専門家が対応します。

「身体のつらさ」には緩和ケア医など身体の苦痛の専門家が担当し、「精神のつらさ」については精神科医（特に精神腫瘍科の医師）や臨床心理士などが応じます。さらに「社会的なつらさ」の中でも経済的問題ならば医療ソーシャルワーカー（ＭＳＷ）の出番です。「スピリチュアルなつらさ」にはそれぞれの医療者のほか、数は多くありませんが施設によっては教会に属さずに病院で働く神父や牧師などの聖職者（チャプレン）や臨床宗教師なども携わります。他に、薬の問題ならば薬剤師、食事の問題ならば栄養士といった形で、ニーズに応じて対処する緩和ケアチームが整備されています。

また退院後も、あるいは入院していない患者さんも、緩和ケア外来で継続的にサポートするという仕組みです。

最近では、治療の段階から、緩和ケアが充実している病院に決めたいという方も増えてきています。それは十分納得できる考えです。困った時に実効性のある専門チームに相談できるのとそうでないのとでは、天と地ほど違うと考えます。

とは言うものの、病院ごとに緩和ケアチームや緩和ケア外来がどの段階から実質的に関わってくれるかは、かなりの差があります。私自身は、かかりつけ病院でなかなか緩和ケアが受けられないという現実をこれまでたくさん聞いてきたため、それに特化した診療所を立ち上げました。

ただ、かかっている病院で緩和ケアが受けられればそれに越したことはありません。ぜひ全国のがん拠点病院などに設置されているがん相談支援センターや総合案内に尋ねるか、あるいは各病院のホームページ等で確認してみると良いでしょう。

在宅ケアの可能性

さて在宅での緩和ケアですが、緩和ケアの技術に関して言えば、病院に準じるケアを受けることが可能です。

そしてまた、人の苦痛というのは身体的な要素ばかりではありません。

住み慣れた環境でストレス少なく生活することも、苦痛に影響しうるでしょう。

そのような点で、私は在宅原理主義ではありません。家がつらいという方もいるからです。

一方で、病院だとやはり決められたスケジュールで生活することが必要となりますし（特に夜型の人にとってはつらいでしょう）、外的環境に合わせることが体力をより低下させる方向に作用するかもしれません。

現実問題として、緩和ケア病棟やホスピスが看取りの場としての性格を強めている状況において、家で長く元気に生活するためには、緩和ケアがしっかりできる在宅医の関与を受けることは必須の条件の一つと言って良いでしょう。

そのような医療者の関与のもとであれば、在宅で生活の質をできるだけ保って、穏やかに生活することにつながると考えられます。

しかも２０２１年の本稿執筆時点で、世界はコロナ禍に悩まされています。

誰もが感染している可能性があるという新型コロナ感染症の性質により、緩和ケア病棟やホスピスを含めて、病院での面会が厳しく制限されています。

そのため、旧来のような家族と一緒に静かな時間を病院で送るという最期の時間のあり方が、変容してしまっているのは事実です。

実際、家族と会えないという懊悩《おうのう》を私も複数聞いています。

命の終わりが近づいているのに、なかなか家族と一緒の時間を過ごせない――これは相当きつい話です。

それもあって、在宅で最期をという方が最近少し増えている印象もあります。家ならば面会制限はないからです。

病院には病院の、在宅には在宅の利点があります。

そして人それぞれの希望がありますし、それに合った選択肢を選べば、基本的には満足につながりますし、片方でだめならばもう片方を選び直せばよいのです。

ただその体制の組み方にも専門的な支援が必要となります。

その点で、私の早期からの緩和ケアにおいても、元気な頃からよく相談される事柄の一つがこの療養場所の選定です。

「緩和ケアができる」とする医療者自体は増えています。実際に必要なスキルだからです。しかしその水準には高低がありますので、私は専門家ならではの視点で患者さんがふさわしい医療機関とつながれるように支援を行っています。

これも末期になって相談に来られるのではできないことです。

実際、早期からの緩和ケアの要素の一つに「療養場所の調整」がはいっており、このようなメリットもあるのだと知っておかれて損はないでしょう。

5 担当医がいる以上、緩和ケア医は必要ない？

⬇医療との賢い付き合い方を提案するのが緩和ケア医の役割

医師との関係をフォローする

誰もが最初は医療の使い方の初心者です。健康で長生きするためには、医療や医療者とうまく付き合う必要があります。

価値観が多様化している今、お仕着せの医療では誰も満足しないでしょう。自分の価値観に照らし合わせて医療も取捨選択する時代になっています。そのためには自分の希望や大切にすることを上手に医療者に伝えねばなりません。

けれども、患者さんはその訓練を受けていません。

医療者に様々なことを伝えることにおいては、最初は誰もが初心者なのです。

例えば、病院では医師が忙しく、また医師もいろいろなので、患者さんは様々な経験をするでしょう。

ときには違和感や不快感を覚える時もあるでしょうし、そのようなことをきっかけとして既存の医療は信頼できないと判断し、怪しい治療に走ってしまう方もいます。

うまく医療者と付き合うのにも経験が必要ですし、またサポートを受けることも有効です。そのために患者会だったり、あるいはがんだったらがん相談支援センターを活用することができます。

私が行っている緩和ケア外来でも、医療者、特に医師との付き合い方を相談されることは大変多いです。

もちろん様々な医師がいますが、こちらもそれに対応する方法はいろいろとあります。

例えば、尋ねることを整理して紙に2部印刷しておき、医師に1部を手渡し（受診前に診療科受付や看護師を通して）、手元の紙を見ながら質問するというような方法があります。

これは聞き漏らしをさける良い手段です。

あるいは、「私メッセージ」（私が主語の文）で、自分の思いや希望を上手に伝えるというような手段があります。

医師もできるだけ意図が伝わるように診療はしていますが、なにぶん時間も限られており、また医学用語や表現は独特であるため、意図が伝わらなかったり、誤って受け取られたりすることも少なくありません。

私もよく「主治医の先生はこう言っていましたが……」と相談されますが、何気ない一言が誤って受け取られていることもあるのです。

私は調整者として動く場合もありますが、もっとも大切なことはこれらの経験を通して、患者さんやご家族が上手に医師らとコミュニケーションを図る力を培うことだと思っています。

それが後々役に立つと考えるからです。

単に医療行為の要・不要ばかりではなく、このような医療者とのより良い関わりへの支援も含めて、医療と賢く付き合うためのサポートをしてくれるのが緩和ケアなのです。

病気とうまく付き合うことを支援する

緩和ケア医が患者に対して行っていることは、以下の3つにまとめられます。

（1）病気とうまく付き合うことを支援する
（2）病気への理解を支える
（3）今、そして未来の決断を支え、療養場所など大切な選択のサポートをする

それでは、それぞれについて具体的な実例を紹介していきます。

30代の腎臓がんの患者である中林さんは、ある時から特殊な食事療法に執心しました。極端な玄米菜食で、中林さんはみるみる痩せてしまいました。がん治療中はただでさえ痩せやすいのです。しっかりとした栄養療法が必要であって、中林さんの場合は玄米菜食は逆効果でした。

ただ、このような時、難しいのは頭ごなしに伝えても事態は良くならないということです。人は信じているものを否定されると、腹を立てます。

それで余計にそちらに傾倒したり、私のところから離れてしまって余計に危ない橋を渡る方向に行ってしまうこともあるのです。

そのため私は、即座に対応しなければ命を失うということでない限り、強く否定したりはしません。

「なぜそれに取り組みはじめられたのですか？」

私が尋ねてみると、中林さんがお話しになったのはこうです。

一家の大黒柱の自分が病に臥せってしまっていることに負い目がある。

小さい子どもたち2人のためにも、少しでも元気になって長生きしたいと、そういうことを熱を帯びた目で話されたのです。

気持ちはよくわかります。

そうなのですね、と受け止めつつも、様々なスタンスがあると思いますが、全面肯定しないのが私のスタンスです。

お子さんのために長生きしたいのならば、余計に元の道にもどったほうが良いのです。しかし物事にはタイミングというものがあり、ぐっと耐えることも必要となります。

何回かの外来を重ねた時、さすがに元気が出ないことに彼はポツリと言いました。

「先生、やっぱりこのやり方じゃだめなのかな？」

「そうですね。前もお伝えしたように、タンパク質などをしっかり確保しないといけません。今の食事だと厳しいかもしれませんね」

彼は少しうつむくと言いました。

「だよね？　自分でもそうかとだんだんわかってはきていた。でも玄米菜食をすすめてくれた先生は、がんの人を何人も治したということだから、自分もそうなりたいと思ったんだ。でもそれは目を塞《ふさ》いでいただけなのかもしれない……」

しばらく彼は考えているようでしたが、振り切るようにこう言いました。

「先生、元の食事に戻します」

私は再び、がん治療中にふさわしい食事の内容についてお伝えしました。

以後彼はしっかり必要な栄養素をとることに努め、体重も戻り、元の元気な生活に戻りました。

慣れない玄米菜食で総カロリーやタンパク質の摂取量が不足しており、それが改善されたのです。

誰しも迷う局面というのはあるものです。

その時にしっかりと話を聞き、とりあえずは受け止めてくれる医療者がいることは大切です。

ましてや彼は「子どもたちのため」という強い動機から、自ら頑張ってみようと極端な玄米菜食を行っていたのです。

もし私が言下に否定していたら、余計に傾倒したり、あるいは私のところから離れてしまって、結果的に後戻りができないレベルまで衰弱してしまったかもしれません。

常に、後戻りができる余地を与えつつも、迎合するのではなく専門家として必要なことは伝える——。

これは言うは易しで実際はなかなか容易なことではありませんが、緩和ケアの医師はそのように考えて診療に当たっているのです。

病気への理解を支える

水木さんは、がんの再発を恐れています。

水木さんは50代の乳がんの患者さんで、術後にホルモン療法を受けています。それでも体調不良になると、すぐに再発が頭をかすめます。

どうにも生活の質が上がらないために、緩和ケア外来を受診されました。

話を聞いてみると、とにかく担当医の先生に時間がなく、質問しても返事は端的なもので、それで誤解している部分も多いと感じました。

例えば、「先生、検査はいらないでしょうか?」と尋ねると、ぶっきらぼうに「必要ない」と一言だけだというのです。おそらくはその病院が患者さんが非常に多い医療環境だった影響もあるのでしょう。

医師は真剣に私に向き合ってくれているのだろうか、そのような疑念も生まれてきます。

感情の見えない「必要ない」という言葉に、もしかして先生は再発することを前提にしていて、だから検査は必要ないと言っているのではないかとさえ思えてきて、ぐるぐる回る頭はさらなる心配を作り出してしまいました。

「先生、積極的に検査を行うのが良いのですよね?」

という水木さんの問いに対し、私は彼女の思いを受け止めつつも、次のことをお伝えしました。

実は再発の検査については「再発を早くみつけて早く治療を始めても治療効果が高くなるわけではありません」（『患者さんのための乳癌診療ガイドライン』）。

ただこれは直感的には理解し難いことなので、早く検査をしてほしい、もっと検査をしてほしいという方はたくさんおられます。

私は丁寧にそのことを説明しました。

「では私はどうしたら良いのでしょうか？」

水木さんは必要な治療は受けているので、あとは心配をしすぎないようにうまく気持ちをマネジメントすることや、運動・食事などの改善に取り組むことが大切であることをお伝えしました。

水木さんは再発しない可能性が高いのです。

すると、いたずらに心配しすぎることは生活の質を下げます。

また最近では寿命も長くなっていますから、がんを乗り切ったとしても生活の質の悪化によって健康を害して、新たな病気などになってしまったりして、がん以後の人生が難儀になってはいけません。

そのために運動・食事・睡眠を望ましい方法で実践してゆく必要があります。

「先生、私ずっと不安でした。確かにそういうことは一度は聞いたかもしれませんが、患者って忘れてしまうんです。検査をしなければ、手遅れになる……そのことばかりが頭をよぎっていました。あまり再発再発と考えて検査熱心になることが良いことではないことが、先生の説明でよくわかりました」

そうは言っても、人間は感情の動物です。

以後も不安になって検査を熱望する時があるようですが、次第に担当医との上手な付き合いもできてきて、穏やかに生活されています。

今、そして未来の決断を支え、療養場所など大切な選択のサポートをする

福島さんは悩んでいました。

福島さんの80代のお母さんは心臓の手術のために入院しました。

しかしどんどん状態が悪くなってしまい、結局手術は困難との判断になったのです。

担当医からは転院の話が出てくるようになりました。

ただ福島さんには気がかりなことがありました。

それは入院後、お母さんの状態があっという間に悪くなってしまったことです。

「母はこのまま家に帰れないと思うんですよね……」

福島さんは浮かない顔です。

お母さんは「家に帰りたい」と言っているとのことです。

しかし実際には日常生活動作は障害され、かなりの量の介護が必要です。

どうしたら良いのか……。

悩んだ福島さんがたまたま見つけたのが早期緩和ケア外来でした。

「がんではないのですが――」

そう電話で切り出した福島さんですが、「がんに限らず相談に乗ります」との言葉で来院されました。

ただ確かに、持ってこられた血液検査のデータなどは良くはなく、余命を正確に言い当てることはどんな病気でも困難なのですが、厳しい見通しも想定されるものでした。

「拝見した情報だと、確かに全身状態は良くはないと思います。残り時間も厳しい可能性があります」

見通しを率直にお伝えすると、彼女もうなずきました。

「やはり……そうですよね。ただ悩んでいることがあって……」

「それはなんですか？」

「私は、母が家に帰りたいと言っているので、できれば連れて帰ってあげたいと思っています。ただ私に介護ができるのか、という問題や、家で診てくれる医師はいるのか、ということ、悪くなったらどうするのかということ、様々にあるのです」

私はこれらの問題を一緒によく相談しました。

このような時に、今後の見通しというのを考えることは大切です。

例えば、余命が1ヵ月と推定される方と、余命が1年と考えられる方では、家族にかけるアドバイスも異なるでしょう。

時間が長いと推測される時は、特に自分が潰れないように、できるだけ手を抜いて他の人に任せるということが重要になります。

時間が短いと推測される時は、もちろんその際も人に委ねられるところは委ねることが大切ですが、一般に「時間は限られていること」をしっかりと共有し、密に関わってくれる医療者を導入することで、短期の時間を駆け抜けることができます。

前者はマラソン、後者は短距離走の準備が必要となるのです。

医療者はまずそれを把握します。

また在宅医はこのような場合、とても重要です。

しかも循環器の病気ですから、循環器の医師で緩和ケアができればベストということになります。

ただしなかなかそのような医師は多くはありません。

情報収集の結果、循環器内科医である程度緩和ケアに通じている医師や、緩和ケアの経験が豊富な緩和ケア医がその地域に在宅医として存在することがわかりました。

さっそく面談をお勧めしました。

「先生、でも私本当にだいじょうぶなのでしょうか？」

それでも福島さんは不安そうでした。

無理もありません。介護は行ったことがないのですから。

「無理もないと思います。皆さんご不安ですよね？」

「はい。先生といろいろ話をして、できそうかなとはだいぶ思ってきました。介護休職もする気ですし、できるとは思います。ただやはりふんぎりがつかないのですよね……」

「ですよね。だったらご本人と率直に話をしてみたらどうでしょうか？」

「えっ？」

「やっぱり帰りたいんだよね？　って。私も不慣れで大変だと思うけれども、それでもやっぱり帰りたい？　って」

「そんなこと聞いたら、母は遠慮するんじゃ？」

福島さんは目を丸くしましたが、ふと笑いました。

「いや、でもそれでも帰りたいって言いそう」

「そうですか。ただお母さんも福島さんも一緒になって家で生活をするという目標に向かうわけですから、私は共有したほうが良いと思いますよ」

「そうよね？　先生。私も少しは苦労をわかってもらったほうが良いですね」

嬉しそうに福島さんは笑いました。

その後、在宅の準備を整えて、福島さんのお母さんは家に帰られました。

「帰りたい？」と尋ねたら即答だったそうです。

「帰る。あんたには迷惑をかけるけど、最期くらいはいいでしょ？」

「最期くらいだけじゃなくてずっとだけどね。でもちょっとだったらいいよ」

素敵な母娘の関係でした。

以後数ヵ月、福島さんは上手に周囲の助けを借りながら、お母さんを見送りました。

病院では生気が乏しく、ボーッとしていたお母さんでしたが、家に帰ってからは元気で口も達者。

親子喧嘩もやり収めて、旅立たれたそうです。

お母さんも福島さんも満足そうでした。

緩和ケア医に欠かせない患者や家族とのコミュニケーション

価値観は多様ですし、死を目前とした方の希望は人それぞれです。

十数年前、京大病院血液内科に通院中の急性白血病の患者さんである60代の森田さんが、自ら強く希望し私の勤務病院の緩和ケア外来に並行受診されました。

彼は、特に体の苦痛はそれほどではありませんでした。

そのため、担当の先生も驚いたようです。

しかし彼は体の苦痛のことよりも、病気とどう付き合うか、生死をより深く考えたいと思って受診を希望したのでした。

今でこそ、このような受診があるべき姿の一つであることがわかってきましたが、当時は早期からの緩和ケアが生存期間延長と関係するのでは、という示唆がされる前の時代です。その時代に、体の苦痛緩和だけが緩和ではないことを先取りするかのような受診でした。

しかも現代においても、抗がん剤治療が効くと苦痛が緩和される幅が大きい血液がんの領域は、病院によってはあまり緩和ケアに依頼しないところもあると漏れ聞きます。

彼も当初そのような対応を受けていましたが、別病院への受診を並行して行うという前例がないなか、自らの意志で緩和ケア外来を受診されたのでした。時代の先の先を行っていました。

彼との外来は面白いものでした。

今でこそ、がん哲学外来という言葉もあって、生き死にを考えたりするような外来も市民権を得ています。

彼は人が生きて死ぬことを突き詰めたかったのでした。

そのため外来でも「人が死ぬということはどういうことか」「地球にとって人は役立っているのだろうか」など話題は多岐にわたり、単なる苦痛緩和というよりは、生きることの意味などに関して対話を行うことが多かったのです。

彼は愛妻家でした。

「ただなかなかこんな話はしづらいよね。家内にも、俺死んだらどうなるんだろうな？とは聞けないじゃない。だからここに来て、話したいと思ったんだ。そんなことを話せるところはどこにもないから。

棺桶に片足を突っ込んでいる俺が、『死んだらどうなるんだ？』って尋ねたらみんな困るだろ？　死なないでと言うかもしれない。だから生死の現場で働いている緩和ケアの先生と話したかったんだ」

「来られてよかった」といつも仰ってくれた彼。

私が病院を離れた後も外来に通い続けて、最後はホスピスに入院し、穏やかに逝かれたとのこと。

避けられぬ死があることを見据えながら、生きることと死ぬことを最期まで思索し続けた生き様でした。

どうしても通常の医療の場では、当然のごとく医療的な話が主となってしまいます。しかし患者さんはそれぞれの人生を送り、それぞれが大切にするものがあります。そして死生観があります。しかしそれが医療の場で十分話し合われるかというと、現実問題として難しい状況があります。

そこにがん哲学外来などの意義が生じるわけなのですが、緩和ケアの外来もしばしばそのような役割を担っています。そしてそのようなことは今でこそ知られてきましたが、十数年前は十分認知されていたとは言い難かったのです。

森田さんは、早期からの緩和ケアの受け手としての先駆者でした。

第3章　「早期緩和ケア」をめぐる医療事情

前章で早期緩和ケアをめぐる誤解を一つずつ見ていくことで、読者の皆さんも早期緩和ケアに関する理解が一段と深まったのではないかと思います。

私は早期緩和ケアに未来の医療の可能性を見ています。しかし、日本の医療体制には様々な問題があり、早期緩和ケアが広まるためにはいくつもの壁があります。

いったい何が障壁になっているのでしょうか。

この章では、日本での緩和ケア医療の拡充を目指すうえで、私が課題だと感じていることを検討していきます。そのうえで、続く第4章で、人生100年時代の医療のあり方への提言へとつなげていきたいと思います。

まずは、私が「早期緩和ケアをもっと広めていかなければ……」と思わされたエピソードをご紹介することから始めましょう。

気軽に緩和ケアを受ける体制があれば……Kさんの手紙

プロローグでも紹介しましたが、緩和ケア医は、とにかく数が少ないという現状があります。2021年4月現在で日本緩和医療学会の専門医は270人、認定医は731人となっています。

これらのうちの全てが緩和ケアだけを仕事としている医師ではなく、また施設の制約等で自院中心の関わりの医師もいるため、緩和ケア外来で患者を広範に受け入れている医師数は少ないのが現実でしょう。

それでも、以前に比べれば少しずつ改善されているところもあります。


数年前、あるブログを見つけました。

当時私は、読売新聞の医療サイト「ヨミドクター」でコラム【専門家に聞きたい！終末期と緩和ケアの本当の話】を連載しており、それを読んでくださったKさんのものでした。

Kさんのブログより引用します（一部改変）。


緩和ケア医は患者の数を考えると遥かに少ないのが現実です。

でも自分のように早期から緩和ケアを活用したいと思っている人も多いと思います。

でも緩和ケア医が少ない！　その医師は何処に……終末期の患者さんで手がいっぱい！

緩和ケアが早期から受けられるのは、緩和ケア医が増えないことには無理なんでしょうね。


自分はよくこのブログで緩和ケアを取り上げます。

理由はがん患者ならではの苦しみがあるからです。
自分のように抗がん剤後の副作用に悩んだり、
死に対する恐怖感があったり……。
10人の患者さんがいれば100の心配があると思います。

それを解決できているのは……悲しい事ですけどネットの情報ではないかと思います。

ネットにはあふれるほどの情報があります。

正しいもの、間違っているもの、詐欺まがいのものまで。

でもどれが正しいかは見ている方が判断するしかありません。

相談出来る方がいるのならいいのですが、いない場合は間違った情報で進んでしまう事も。


これらの事を数が少ない緩和ケア医がこなすのは無理でしょう。

そこで出てくるのは緩和ケアチーム（これがまたよく分からない）なのでしょうが緩和ケアチームがある病院が少ない！　あっても機能していないなど。

でもこれが現実で受け入れるしかないんでしょうね。

Kさんはまだ若く、2人のお子さんを育てていらっしゃいました。

一方で、がんはステージ4で治療中、様々な情報をご自身で調べておられました。

それを通じて、Kさんが必要だと感じたものに「早期からの緩和ケア」がありました。

ブログで書いておられるように、〝抗がん剤後の副作用に悩んだり、死に対する恐怖感があったり〟したKさんは、治療と並行して、そのような緩和ケアを受けたかったのです。

しかし、現実は。

いただいたメールにはこうありました。


緩和ケアに関しては、ブログで何度か書かせて頂いています。

大津先生からすると耳の痛い話題かもしれませんね。

自身も緩和ケアにかかれないかと、現在通院中の病院（がん拠点病院に指定されています）でも何度か話はしてみましたが……やはり終末期がメインで行われているみたいです。

住んでいるA市には、もう一つ緩和ケアを行っている病院がありますが、問い合わせをしたところハッキリと終末期のみとは言いませんが断られました。

自宅の近くには、他にも緩和ケアを行っている病院はあるのですが（他の地域より多いと思います）2ヵ所断られた時点で諦めモードです。

現在の抗がん剤も来年には使えなくなりそうです。

そうなると終末期での緩和ケアを視野に入れて考えなくてはならないのではと思っています。

現状では治療初期からの緩和ケアは病院によってはハードルが高いのかもしれません。

自分の世代では初期からの（抗がん剤治療中でも）緩和ケアは難しそうですが、大津先生のような方が、情報を発信していただき緩和ケアに関する意識を変えて頂けたらと思います。

そして自分の子供の世代には、がん＝抗がん剤＝緩和ケアで、がんは怖くない病気になっていることを願います。

今後もブログで緩和ケアに関する話題は取り上げようと思っています。

また何かの機会でブログに目を通して頂ける時があり、間違い等があればメッセージ等で指摘をいただければと思います。


Kさんは、ご自身の病気がどのような性質のもので、何が予測されるのか、それをよくご存じでした。

私がとりわけ心を打たれたのは、この言葉でした。

「自分の世代では初期からの（抗がん剤治療中でも）緩和ケアは難しそうですが、自分の子供の世代には、がん＝抗がん剤＝緩和ケアで、がんは怖くない病気になっていることを願います」

Kさんは、自分は無理でも、お子さんたちの世代には、この問題が解決しているように、そう綴られていたのです。

どのような思いでこの言葉を記されたのか、それを思うと沈黙しかありませんでした。一方で、「この今」Kさんのような方が緩和ケアを受けられなくてどうする！　そうも思いました。

私はKさんの受けたい緩和ケアを提供してくれると考えられる施設の情報をお伝えしました。またKさんのお悩みには、精神腫瘍学の臨床家が対応できるのではないかと考え、それもお伝えしました。

後日、お礼のメールを頂戴しました。

先生からの今回のメールは凄く参考になり感謝しています。
メールの引用ですが大丈夫です。どこでも使ってください。
自分が、がんの告知を受けてから残された時間で何が出来るか考えていました。その思いが（自分勝手な思いですが）誰かに伝わり何かのキッカケや励みになればと思っています。

長くなり、おまけに個人的な事ばかりですみません。

今回は先生とこうしてメールのやり取りが出来たことを凄く嬉しく思います。

緩和ケアに対して、痛みや精神的な事を診るのは緩和ケアと思っているところがあったのですが少し違いますね。

実際にはしばしば緩和ケア医は痛みのコントロールが主であり、精神的なことやそれ以外の問題は緩和ケアチームや今回教えて頂いた精神腫瘍科などが対応しているんですね。

最後に返信が遅くなり申し訳ございませんでした。息子が妖怪に取り憑かれていたので（笑）。（筆者注：ちょうど妖怪ウォッチが流行っている時期でした）

Kさんは緩和ケアとつながることができました。

かかれるようになって良かったと感想をいただき、私は安堵しました。

そして——。

のちに彼からいただいた次のメールが最後のものとなりました。

こんにちは。

返信しようと思いながらも、今回は調子があまり良くなく遅くなってしまいました。

大津先生、今回はありがとうございました。

どうしてもそれが言いたくって遅いですが返信しました。

大津先生とは数回のメールのやり取りですが、先生の優しさを感じることができました。自分も病院に近ければ必ず先生に診てもらいますね。そして最後は先生に人生を〆てもらいます（笑）。

（それが残念で……）

でもこうして何度かやり取りをできたことは、良かったですし参考にもなりました。

これからは〝がん〟患者は確実に増えていくと思います。そして早期からの緩和ケアが、がん治療に関して重要な部分になると。

がん患者は抗がん剤の副作用には耐えます！　辛くとも選択肢がない以上耐えて頑張ります。

だから積極的治療をしていても気軽に緩和ケアを受けられる体制が出来ればと思います。

なので、大津先生はこれからも緩和ケアの必要性やがん患者の思いなどを発信し続けてください。

もう今年もあと数日となりましたね。

日頃は忙しい日々を過ごしていると思いますのでお正月は少しでもゆっくり過ごしてください。

今回は本当にありがとうございました。そして何時か何処かでお会いできるといいですね。


Kさんはユーモアを失わない方でした。

私の本に『人生の〆方』というものがあるため、〝最後は先生に人生を〆てもらいます〟と仰られたり、私こそが彼のユーモアで笑顔にさせられました。


「積極的治療をしていても気軽に緩和ケアを受けられる体制が出来れば」

Kさんの残した言葉。

自分の子供たちの世代には、もっともっと緩和ケアが当たり前になるように。

Kさん、そしてこれまで拝見してきた多くの患者さんたちの、その思いに応えたい。

2018年8月、その一石となるべく、早期からの、治療中からの、診断された時からの緩和ケアを可能とする専用医療機関である早期緩和ケアクリニックを立ち上げたのは、このような経緯があったからです。

翻《ひるがえ》って現実はどうでしょうか。

「緩和ケアを早期からしています」という病院自体は増えています。

しかし、私が患者さんやご家族から伺うところでは、超有名ながん専門病院においても、早期からの緩和ケア受診を断られることは頻々とあるようです。

そしてまたそれは都市部の有名病院においても同様です。

確かに、もし今がんと診断された全ての患者さんが緩和ケア外来を受診したら、外来はパンクしてしまうでしょう。

したがって、担当医など実際に患者さんを診療している医師が、基本的な緩和ケアを行うことになっています。

しかし、その内容にはどうしても差異があることは否めません。

また患者さん側にも、比較的早期であっても抱えている問題は重大だったり、難しかったりして、専門的な緩和ケア提供が必要な場合もあるものです。

ですが、一律に最初からは緩和ケアにかかれません、という施設もあるのが事実です。

またそれ以前の問題が存在する場合もあります。

どうしてこのようなことが起こっているのでしょうか。緩和ケアを拡充していくうえで私が感じている「４つの壁」について、一つずつ検討していきます。

病院がない

皆さんは病院を選ぶ時にどのように選択されるでしょうか？

実は、これはかなり容易ではない問題です。

治る病気の場合は、できるだけその治療に秀でているであろう病院を選択することは論を俟たないと思います。

問題は、治らない病気の場合ですね。

現在、例えば治らないがんの抗がん剤治療などに関して、治療の調節の巧拙というものもありますが、副作用の対策に関しても同様にそれは存在します。

したがって、そのような副作用の対策が秀でている病院であれば治療継続がしやすいですし、一方でそれが不十分だと治療が早期終了となってしまって「元気で長生き」から逸《そ》れてしまうかもしれません。

こと治らないがんの場合は、私としてはやはり緩和ケア部門が機能している病院を選択するとよいと考えます。

もちろん、外部の私がやっているようなサービスを利用すれば、治療と緩和ケアの併用をすることはできます。

しかし、一施設で済むならばそれに越したことはありませんよね。

緩和ケア外来も以前よりは他院の患者さんを受け入れてくれるようにはなりました。しかし、自院の患者さんしか診ない、あるいは入院予約目的の外来しかないという病院も存在し、近くの病院に緩和ケア外来があるからといって安心はできません。

できれば治療中から関わってくれる緩和ケア部門がある病院で、治療も受けるのが最良だと考えます。

そのため、もし病院選びを行う状況にあったら、ホームページでその病院の緩和ケアについて調べてみるのが良いでしょう。

病院の診療科の中に緩和ケア科が含まれる場合も増えてきていますが、緩和ケアチームとして存在していても科の中には含まれていないことも多いので、病院ホームページの検索窓に「緩和ケア」と入力していただくか、Googleなどで検索する場合に「病院名　緩和ケア科（あるいは緩和ケア外来）」などと入力して探すのが良いでしょう。

緩和ケア科には様々な名前があり、緩和支持治療科とか緩和ケア内科・緩和ケア外科、ホスピス科などがあります。

ネット以外では病院の総合案内や、あればがん相談支援センターで尋ねるという方法があるでしょう。

重要なのは**「声をかけてくれるのを待たない」**ということ。

積極的に動いてゆく必要があります。

もし自分のかかっている病院に緩和ケア部門があるならば、いつくらいからかかれるのかを確認すると良いでしょう。

早期からかかれないのならば、近隣の病院で早期から行っている病院がないかどうかを調べるのが良いと思われます。

がん診療連携拠点病院に指定されている病院は、がん診療の中核なので、通常それらの病院には緩和ケア外来が設置されています。

ただ先述したKさんのケースのように、相談内容によっては診療を受け付けてもらえなかったり、その地域では早期からかかれる外来がなかったりする場合もあるので、そうすると別の方法を考えなければいけません。

ある患者さんは、私のメールマガジンを読み、自分で緩和ケア外来を見つけることを決意しました。

かかっている病院では早期からの緩和ケアを断られてしまったからです。なおその病院も緩和ケア部門はあるのですが、かなり進行しないと診療してくれないのです。

いくつか当たった末に、彼女は早期から診療してくれる病院を見つけました。現在月1回で通院しています。

彼女の場合は待っていたらずっと緩和ケアは受けられなかったでしょう。

治療中に副作用が出たり、治療への疑問点が生じたりすることはよくあるものです。

もちろんそれに対して一通りは担当医も対応はしてくれるのですが、それでも及ばない部分というのはどうしてもあるものです。

彼女はそのため、早期からの専門的な緩和ケア外来を必要としたのですが、「動いてよかったです」と後日報告が来ました。

そして心理面なども含めてトータルにケアしてくれることに満足しているようです。

継続的に専門家が相談に乗ってくれるということは、もちろんその人のニーズにもよりますが、安心材料につながります。

「思い切ってかかってよかったです」

その言葉を聞くたびに、皆さんもぜひご自分のお住まいの地域周辺の緩和ケア事情を知っていただけたらと思います。知らぬと損をするのが早期からの緩和ケアです。

診療報酬の安さが分野の成長を妨げる

現在、日本の医療費は増大を続けています。

医療費予算というのは無限にあるわけではなく、限られた財源ですから、振り分けが問題になります。

そしてできるだけ無駄を出したくないので、優先順位が低いものは診療報酬が低くなるか、あるいは全く付きません。

正直な話、いろいろな意見があると思いますが、**緩和ケアの保険の診療報酬は破格に安いです。**

そのため、例えば緩和ケア外来は実入りが少なく、人件費を超える利益を出すのが困難です。

もちろん病院勤務医は、診療報酬は自分の給料に大幅に跳ね返っては来ない（通例）ので、そこまでコストを意識しませんが、病院を経営する側はちゃんとそれは見ています。

病院として取り組む動機に乏しければ、その分野はなかなか充実しないものです。

診療報酬というと、払う側に立てば、安ければ安いほど良い、そんなものを高くしろなんて医者は金儲けばかり（ただし勤務医は別にこれが給料と比例するわけではありません）と思う方もなかにはおられるかもしれません。

しかし見方を変えれば、もし診療報酬がつかなかったり、安かったりしたら、その分野は成長しないのです。

例えばホスピス・緩和ケア病棟が広がっていったのも、緩和ケア病棟入院料というしっかりとした報酬が設定されたからです。

近年、心不全の緩和ケアにたくさんの循環器の専門家が集って活況を呈しているのも、末期心不全の緩和ケアに報酬が設定されたからです。

国はこのように、診療報酬で発展分野を差配することができます。

しかし残念ながら、今は財政状態が良い時代ではありません。

という事情もあり、緩和ケア外来などの診療報酬は安いままであり、なかなかこれで早期からの緩和ケアを充実させよと言っても難しいのも事実でしょう。

また、緩和ケア病棟入院料に関しても、近年は早期退院を誘導する施策が設定されています。回転を良くすることで、待っている間に最期を迎える人を減らしたいという目的もあるのでしょう。そして近年では、早期退院を誘導する施策が設定されています。

すなわち入院が長くなると入院料は減り、つい最近までは平均在院日数が30日未満でないと病棟全体の報酬が減額になるというシステムまであったため、その改定があった平成30年から2年間は病棟を早く退院してほしいという要請が至るところで発生し、末期がんの患者さんやご家族にとって負担となるものでした。

30日未満の条件は私も含め、少なからぬ緩和ケア医の問題視と訴えによって、撤廃されましたが、入院が長くなることで個人単位の減額が起きることは変わらず、つまり長期にホスピス・緩和ケア病棟に入院することは制度上困難になっています。

その代わりに、国は在宅を推しています。

実際、緩和ケア病棟入院料も、在宅移行すると報酬が高くなる制度が引き続き採用されています。

もちろん国が在宅を推す意図はいろいろあると推測されますが、家だと医療費が安く済むからという理由もまったくないとは言えないと考えます。

他国に比べると比較的安価で医療を受けられることとの引き換えに、私たちはある程度このような制度によって縛られる部分があるのです。

そして国も、ずっと早期からの緩和ケアをうたい、診断された時からの緩和ケアを第二期がん対策推進基本計画以降5年以上国策としている一方で、外来緩和ケア管理料は次第に下げられ、変わらず「医療用麻薬を使っていないと」外来緩和ケア管理料は取れません。私のように専門資格もあり長年緩和ケアを専門としていても「緩和ケアチームがある医療機関ではないと対象外」としているのも、医療費を膨らませたくないためなのですが、反面それが普及を阻んでいる、うたっていることと実態が異なっていると言えなくもないのです。

このような医療制度上の問題もあります。

大学に講座がない

他にも問題があります。

それは長らく、大学医学部に緩和ケアに関する単独の講座がなかったということです。大学医学部には例えば内科学とか外科学といった講座があり、少し前までは大学病院の多くの医師がその講座に所属していました。医局などとも呼ばれますね。そこが持続的にその科の医師を養成する仕組みとなっていたわけです。

一方で、緩和ケアに関しては、大学主導というより、緩和ケアに意識的な病院を中心に緩和ケア医が育成されました。

大学を卒業して、すぐに所属できる講座があれば、持続的な人材確保はしやすいものです。

しかし、緩和ケアに関してはそのような仕組みができるのが遅かったため、私（経験20

年）くらいまでは、ごく少ない例外を除いて、他の講座に所属していたり、あるいは私のように講座に所属せずに病院で一般内科医としての経験を積んだ後に、「緩和ケア医になろう」と一念発起して、「自分の専門科目を変える」というのがメインの道でした。

つまり、大学卒業後にストレートに緩和ケア医になる道が乏しかったのです。

大学の講座に所属すると、基本的にはその管轄の下に入るので、病院選択なども（特に若い時分は）完全に自由になるわけではありませんし、「緩和ケアを勉強したい」と言っても外で勉強することを教授や上長が許してくれるとは限りません。

私は講座に所属していなかったため、その点では「緩和ケア医になりたい」と思った段階で、緩和ケアの研修病院に異動できることになりましたが、昔だったので、とにかく電話をかけて「履歴書を送っていいよ」と言ってくれた病院に何通もそれを書き、梨のつぶてのところもあれば、緩和ケア科長が直々に返答をくださった病院もありましたが、結果的には一番最初に受け入れを表明してくれた日本バプテスト病院にお世話になったのでした。

それも、内科医として業務を行い、当直を引き受けることとの引き換えとして、緩和ケアの研修を受けることを許可してもらえたのでした。

そもそも当時は、緩和ケア医の募集要件に「経験5年以上」というものがよくあり、私は当時5年目を迎えようというところだったので、これはぎりぎりです。解釈によっては、はねられてしまうのです。

それでも大学の講座に所属していなかったからこそ、講座に所属していたら一般にはそのような研修の希望が認められにくい若い経験年齢だったにもかかわらず、神奈川→京都と勤務病院を異動して自分が勉強したいところで研鑽《けんさん》を積むことが可能となったのでした。

余談ですが、異動前の病院で入院主治医として拝見し、その後外来で診ていた患者さんのうち、転居されて、中には1時間以上かかるにもかかわらず、たまには先生の顔を見ると健康意識が高まるからなどと理由をつけて通ってくださっている方が何人もいました。

医師として4年すぎた頃だったのでペーペーですね。

京都の病院に移ることを告げると、一様に皆さん、「じゃあ地元の病院を紹介してくれ。これで通う時間が節約できるようになるから良かった良かった」と仰ってくれて、「先生、緩和ケアの世界で良い医者になってくれよな。先生だったらできるよ。楽しみにしてる」と激励してくれました。

まだ20代の医師に、そんな励ましをくれるなんて感激でした。

話は少しそれましたが、このように、一度他の科の医師をしてからでないと、なかなか緩和ケア医にはなれなかったのです。

そして大学病院にも、内科学や外科学と同じように独立した講座としての緩和ケア科がなかったので、ストレートに養成する仕組みがなく、すると医師の数も増えず、専門家も増えず、したがって講座を大学で開設して教えられる人も多くない、というそんなスパイラルがあったわけです。

「名乗れば明日からホスピス医」ではない

私が緩和ケア医としてのキャリアを開始した2005年頃は、「なんで緩和ケアなんか専門にするの？」「まだ若いのにもったいないね」と普通に言われる時代でした。

要するに、変な人のように一部には思われたのです。

しかし、症状を和らげ、人が穏やかに生きて人生を完結させることを支援する緩和ケアに、私は大きな可能性を感じていました。

翌2006年がん対策基本法が成立し、がん医療の充実が後押しされることになります。

2007年の第一期がん対策推進基本計画からすでに「治療の初期段階からの緩和ケアの実施」が盛り込まれました。

これにより、がん医療において緩和ケアが大切だという周知が年々進んでいくことになりました。

そして2008年からは、医師の2日間の卒後教育である「症状の評価とマネジメントを中心とした緩和ケアのための医師の継続教育プログラム」であるＰＥＡＣＥ（Palliative care Emphasis program on symptom management and Assessment for Continuous medical Education）が開始となったのです。

現在医師が30万人以上いる中、10万人以上がその研修を受けています。

ただ、そうはいってもこれはあくまで２日間の研修であり、これが終わると修了者バッジを所持することができますが、それが緩和ケアができることとイコールではありません。

また最近になって、大学に緩和ケアの講座が設置されるところも出てきており、ストレートに緩和ケア医になるための研修を受ける医師も出てきました。

数が増えれば、次第に教育機関に配置される医師も増え、さらなる養成につながるでしょう。

それでも現在はまだまだ緩和ケア医の数は多くありません。

また、専従で、つまり緩和ケアだけをしている医師の数は決して多くはなく、他の業務をする中で、たまにあるいは時々緩和ケアの仕事もするという場合も少なくありません。

特に医師不足の地域では、なかなか緩和ケアだけをしているというのも難しいでしょう。

また、亡くなった先輩がよく言っていましたが、「名乗れば明日からホスピス医」と言われるような時代もありました。

それは、亡くなってゆく方を見守るだけだったら、何も技術はいらないではないかという誤解や、例えばメスが握れなくなった外科医のセカンドキャリア的なイメージがあった時代の産物でもありました。

日本バプテスト病院で出会った先輩は、そのイメージを払拭したいと、勘に頼ることはせず、まめに文献に当たって科学的根拠を大切にして診療に当たっていました。

単に見守るだけで何もしないのが緩和ケアではない。

苦悩する心身と魂に、科学的根拠に則《のっと》った医療とケアを行って、生活の質を上げる——それを先輩は実践していたのです。

2021年となった今、緩和ケアに技術が必要ないと思う人は少ないでしょう。

人の苦しみや不安を和らげるのには、多くの知識と経験が必要です。

また医療は日進月歩ですから、変化についてゆくことも重要です。

残念ながら、緩和ケアの進歩が止まっているような場合もあります。

それは経験だけに依拠し、勉強を止めてしまっているからです。

ただ実際には、これまで見てきたように、専門的な教育の開始時期もばらついていますし、良い指導者の数が多いわけでもありません。

緩和ケア医と言ってもまだまだ質の差異はありますが、しかしそれは他の分野にも言えることなので、なかなか難しいのかもしれません。

クリニックを開設してわかったのですが、やはり質の差異のため、緩和ケアに関してもセカンドオピニオン的なニーズがあることがわかりました。

残念なのですが、(2日間の)緩和ケアの研修を終えただけで、あるいはこれまでの経験のみから、「私が行っているのが緩和ケアです」などと、患者さんの苦痛が十分に緩和できていないのに、言い放ってしまう医師がまだいるようなのです。

そのため、やはり本当の専門家の意見を聞きたいと希望される方もいるのですね。

また最近では「在宅緩和ケア」をうたう訪問診療医も多いです。

しかし実際に在宅緩和ケアができるかどうかと、その肩書は必ずしも一致しません。

同様に、研修を終えた、緩和ケアを希望する患者さんを診たことがある——程度で緩和ケアができるなどとうたっている場合もあるためです。


緩和ケアができると評価するにはいくつかのチェックポイントがあります。

やはり緩和ケアで有名な施設で複数年以上常勤医として働いたことがあると、評価としては高くなります。

私もよく相談されますが、緩和ケアの専門家としての観点から、しばしば助言をしています。

「自分らしく生きたい」そしてそれに合った医療を受けたい――。

そう思う患者さんは年々増えており、その思いに応えることができる医療分野である緩和ケアへのニーズは高まっています。

しかし、それに応えられる人材は豊富とまでは言えません。

ただこれまで見て来た医療財政の状況や、緩和ケア医の状況などを鑑みると、爆発的にその供給が増えるというのも難しそうです。

当面は、知る人が得をし、また実際にそれを受けようと動いた人が得をするという状況は続くでしょう。


この章では「4つの壁」を検討しながら、緩和ケアを拡充していくうえでの課題を、主に制度面から見てきました。

まだまだ制度には問題点がたくさんありますが、少しでも改善していけるよう、私も微力ながら発信を続けていきたいと思います。

第4章　未来の医療としての「早期緩和ケア」

さて、様々なエピソードを交えながら、これまで緩和ケアについて述べてきました。

ここからは、日本医療の未来と緩和ケア医療の展望についてもお伝えしていきたいと思います。人生100年時代に深刻な問題となる介護について、そして安楽死や尊厳死について触れながら、私たちにとっての「最期の迎え方」を考えましょう。

人生も多様化しています。

医療も、お仕着せのものではなく、自らの人生に照らし合わせて、価値観に合うものを選び取っていく時代になってきています。

その時に必要なのが「緩和ケア」なのです。

なぜなのか。

今までお伝えしてきたように、生活の質を高めるのが緩和ケアです。そして生活の質はその方の価値観や希望に合った医療や治療が提供される時に高くなります。

一方で、何が自分の価値観に合うのか等を、一人で判断するのは難しいでしょう。だからこそ医療・ケアの専門家としての緩和ケア医や緩和ケアの従事者に相談することを通して、自分にとって最適なものが見えてくるのです。

すなわち、自分の人生にとってふさわしい選択をする医療分野での最大の味方が、緩和ケア医や緩和ケアの従事者と言えるでしょう。

それぞれが自らの望むような人生を送り、閉じたいと考える時において、緩和ケアはますます重要なものであり続けるのです。

1 人生100年時代の介護と緩和ケア

「多死時代」に向けて

まず日本の今の状況に関してです。

現在、すでに人口は減り始めていますが、今後もその傾向は続くでしょう。

2040年ころにもっとも年間の死亡者数が多くなると予測されています。

2019年の死亡者は138万1000人でした。それが170万人程度まで上昇するとされています。

今でも、看取りの現場はマンパワーが十分とは言えません。これがさらに増えるのですから大変です。

また目下、医療費削減に向けて、在宅での看取りを国も奨励しています。しかしすでに都市部などでは、家族などの介護者の不足が目立っています。

いくら在宅で余生を送りたいと言っても、家族介護者が全くいなければ、実際にはなかなか難しいケースも少なくないでしょう。

私もそうですが、今後20～30年の間に死を迎える人にとっては、自分が有事の際にどうするのかをあらかじめ考えておくことが必要だと考えられます。

自分の望むように人生を送りたいという方は多いでしょう。

しかし有事の際のことをよく考えておかないと、いざ急に病気になったりした際に、望まぬ方向に行ってしまわないとも限りません。

誰の手も借りずに元気で生活したいという思いを抱いている方は多いでしょう。

そのためには、まずは健康を保つような食事や運動、睡眠などが大切です。

最近は病気になってからも、そのような生活習慣が結果に関係することが指摘されるようになっています。

私もがんの患者さんに、望ましい生活習慣についてよく情報提供をしています。ただこれは、未病の方にも、あるいはすでに持病がある方にも、大切なことなのです。

しかしそのように生活に注意しても、誰もがいつかは病気を抱えたり、あるいは介護が必要となったりするものです。

家での家族介護力が上がることがあまり期待し得ない近未来において、やはり高齢者施設などで最期の時間を迎える方も増えるのではないでしょうか。

ですが、そこにも様々な問題があるのです。

継続可能な介護のために

今後は老人ホームなどで最期の時間を迎える方も多くなるでしょう。

2008年頃、私は施設在宅医をしていましたが、その頃はホームで入居者を看取ることに対してスタッフの抵抗感が一定程度ありました。

ひとくちに施設と言っても、看護師が24時間いるホームもあれば、そうではないホームもあります。

施設によって看護体制の充実度には差異があります。

10年以上前は、わりと早くから入居者を病院に搬送して、あまり施設での看取りをしないというケースも散見されました。

しかし、私は今も非常勤で施設在宅医をしているのですが、最近は社会の要請もあるのでしょう、以前よりは積極的に看取りに関与する雰囲気を感じています。

時代の変化を感じる部分です。

一時期は特に、施設に医師が訪問する施設在宅医療の診療報酬が手厚い時期がありました。しかし、この診療報酬は途中から大きく下がり、医療機関にとってとても経営的に望ましいものではなくなってきています。

老人ホームにおいても、出入りしているのはある程度その近隣の医療機関に限定されています。

医療機関も医療者もそれぞれですから、非常に質が高い在宅医が当たる場合もあれば、そうならない場合もあります。

それによっても、満足度は変わると思われ、これから老人ホームへの入居を考えている方は、出入りしている医療機関がどこなのかを十分検討したうえで入居されるのが良いのではないかというのが私の意見です。

関わる医師によっては、希望とは裏腹に、すぐに入院となってしまう場合もあります。こういう場合はこう対応してほしいなどと自分の希望を明らかにし、それに対して納得のいく答えを返してくれる医療機関を選びたいものです。

なお都市部の施設などでは選択肢が増えており、別の医療機関の施設在宅医に変更することもできるようになっていますが、地方部などではなかなか難しいかもしれません。

けれども、例えば施設で最期を迎える場合には、施設在宅医の力量や、その医療機関の体制などが大きな影響を与えるので、施設自体などだけではなく、そちらにも目を向けていただくと良いとは考えられます。

またひと言つけ加えておきますと、施設側の医療水準もそれぞれです。こればかりは入ってみないとわかりませんが、スタッフのスキルによっても異なりますので、判断は容易ではないのです。

第2章でも書いたように、現状におけるオンライン診療というのは、あくまで通える範囲の医療機関に補助的にやってもらえるという枠組みの中で運用されています。

しかし、被介護者が相対的に増える時代において、例えば医療やケアの助言を受けるという時に、オンラインを活用しうる部分は大きくなるものと予測されます。

私は患者さん本人ばかりではなく、よくご家族からの相談を受けます。

介護というのは大変で、しばしば行き詰まったりもするものです。

そうすると、正しいことをしていても、自信がなくなってしまったり、あるいは誰にも相談できないので、間違った考えややり方をしてしまう場合もあります。

とにかく介護は抱え込まないのが基本です。

思い詰めるとろくなことはありませんし、できるだけ人任せにできる部分は任せることが大切です。

まずは自分を労《いたわ》って、継続可能な形を作っていかねばなりません。

ただなかなかそれを一人でやる、うまく差配するというのも大変なことです。

そのような時、オンラインで相談できるような場があったら、また違うのではないでしょうか。

今もすでに患者会などは、コロナ禍の影響もあって、オンライン開催に移行してきています。

今後は緩和ケアに限らず、何らかを相談したり共有したりする手段の一つとして、オンラインが普及し、それもまた有効な方法となるのではないでしょうか。

早期緩和ケアでがんの治療法が見つかった

例えばがん医療に関しても、今はある薬がどのような人に効きやすいのかが以前よりはわかるようになってきています。

最近では、以前のような「○○がん」にはAという薬が使える――という形ではなく、例えばこのような遺伝子異常があれば、Bという薬が使えるというように、病気別ではなく、遺伝子変異などによって使用可否が決まるなどの薬剤も出始めています。

これは効く効かないを判定するうえでも良いことですが、医療経済的にも良いはずです。

特に最近は高額な薬剤も増えているので、効きもしない薬を使えば、国の医療費にもダメージですが、何より自分の財布が痛みます。

今後、遺伝子などを検査することで、効きやすい薬剤を選定するという流れがより深まれば、効果の点でも、あるいは副作用の点でも、そして経済的な点でも良いのではないかと思われます。

このような検査や治療は本当に日進月歩で、専門家とよく相談することが望ましいと考えられ、その点でも担当医とは別の専門家である緩和ケア医にかかるというのはメリットがあります。

山中さんは40代の女性で、珍しいがんでした。

担当医にはいつも治療法がないと言われてきました。

私は、がんゲノム検査をお勧めしました。

条件が揃えば保険診療でも行えるようになった、自分のがん遺伝子異常と、それに合った薬剤が見つかる可能性がある検査です。

しかし、ある遺伝子異常が見つかったとしても、それに対する治療が存在するとは限りません。

実際にその結果に基づいた治療が実施された患者さんは、全体の1割から2割程度だったという話もあります。

そのような事情もあって、この検査に消極的な医療者や患者さんもいます。

お金をかけた結果空振りだったら、損をします。

また期待をしすぎて、それが裏切られればショックも大きいです。

山中さんも迷っており、「どうせやっても意味がない……」「余計に落ち込むだけだと思います……」と仰っていたのですが、やってみないとわからないからと勧奨したのです。

するとどうでしょうか！

なんと、薬が存在するタイプの遺伝子異常が見つかったのでした。

これまでは、抗がん剤治療も残りの選択肢が少ないと言われていたのです。

それが一気に何種類も薬が増え、しかもそれは分子標的薬です。

「まさか見つかるとは思いませんでした……」

彼女は嬉しそうに言いました。

そうなのです。

探してみると思わぬ解決策があったり、可能性が低いように見えても実は治療や成果につながったり、そんなことは意外にあるものなのです。

けれども彼女の場合も、相談先がなかったら、検査は受けずに断念していた可能性も高いと思います。

そこで意思決定を支援したので、この結果をもぎ取ることができました。

なお、もし次の抗がん剤治療をひねり出してきたとしても、今回見つかった新たな治療においては実際にその遺伝子異常がある場合に効く薬剤を使うのですから、確実性がより高いということになります。

つまり確実性が低い治療にお金を費やすことや、効果の反面副作用が強いなどの状況が避けられたことになります。

これこそ、早期からの緩和ケアらしい関わりです。

「病気になってからの予防」がより問われる時代に

もちろんこのような相談に乗るためには、症状緩和だけの緩和ケア知識では不十分で、がん治療全般に幅広い知識と経験を有しており、かつ最新の情報も意欲的に取得しているからこそ可能となることなのです。

苦痛に関しても、先述したように、問題が大きくなってからの対応だと、時間もかかれば、別の問題ある事象を引き起こしてしまって、苦痛がさらに増えたり、ひいては出費が増えたりということがあります。

人は目先の損をどうしても考えてしまうものです。しかし、早く対応して先に出費することで、悩み苦しむ時間を回避することが可能になったりするものです。

しかも、こと健康や医療に関することは、回り道＝苦痛や不安の時間が増えること、になりえます。

先んじて投資することが、結果的にはお金の節約になるのはもちろん、心身の苦痛を増やして生活の質を毀《き》損《そん》するという見えない負担を軽減させうるのです。

痛い苦しいが長く続いて、生活の質を下げている場合、その影響は例えばお金に換算したら相当なものとなるでしょう。

病気になる前の予防については皆さんもご存じだと思いますが、病気になった後も、いや病気になったからこそ、それ以上進行させない、あるいはより症状を悪化させない、治療の副作用でにっちもさっちもいかないということを避ける、などの「病気になってからの予防」が大切となるのです。

一方で、一部の自費診療を中心に、詐欺まがいの高額なものも横行しているのでご注意ください。

私はそのようなものに引っかかりそうな方を何人も翻意させたことがあります。もし信じていたら、おそらく明らかな効果がないものに数百万円も支払うところでした。

要するにこのような、詐欺的な医療に引っかかることに関しても、専門家としての助言を行うことで、防ぐことが可能になったと言えるでしょう。

これらは数百万円単位の損失を回避できたと思いますし、効きもしない治療を信じて裏切られることや、効かない治療で病気が進行して苦痛を味わうことも避けられました。

医療や健康の情報は氾濫しており、一般の方がその真偽を見分けるのはしばしば困難にもなっています。

そこに「病気の正しい理解を促進する」という早期からの緩和ケアの働きを生かして関わることで、そのような経済的あるいは健康的な被害を免れることができたということになります。


正しい情報を信頼できる専門家から得ること。

これも早期からの緩和ケアの一つの要素ですが、それに伴う予防や、出費の軽減も、重要なメリットだと考えられます。

信頼できる医師をどのように見つけるか

無病で生涯を終えられる人はほとんどいません。そのため、誰もが医療と付き合うことが必要となります。

私はかつては虚弱体質でしたので、医療と関わる機会が多かったです。

今も平均以上の頻度で、ユーザーとして医療を受けています。

小さい頃は、すぐに発熱し体調を崩すことを厭わしいと思いましたが、医師になってたくさんの患者さんと接するようになると、決してそれも悪いことではないと感じました。なぜならば、医療との付き合い方にも経験が必要だからです。

例えば、高年齢になって、これまで大きな病気をしたことがない方が、いきなり根治が難しいタイプの進行がん（根治不能）になってしまったらどうでしょうか？

一度も病院とお付き合いをしたことがない方は、医師や看護師のこともよくわかっていませんし、病院の仕組みもあまりわからなかったりします。

それが戸惑いにつながったり、あるいは本来あまり益がない感情の動揺（怒りなども）を起こしたりする場合もあるでしょう。

かかり慣れているがゆえの利点というのは確実にあります。

かかればかかるほど、自分の症状や思い、質問なども上手に医師に伝えられるようになるものです。

あるいは医師以外のスタッフにどう関わってもらってサポートを受けるかについても熟

達してきます。

医療を円滑に受けるうえで、そのような経験は大変役立ちます。

そのため、今医療などとの関わりが増えていて、嫌だなあと思っている方もあまり悲観しないほうが良いと思います。

かなりの高年齢になって初めて病院などと付き合うようになるよりは、少なくとも経験のうえでは望ましいと言えるからです。

さて、皆さんはご自分のお住まいの地域にある医療機関を把握していますか？

病院にも診療所にもそれぞれ一長一短があります。

またどのような体の部位の不調だったら、どこの病院にかかれば良いかなどの認識は持っておられるでしょうか。

各部位の専門医がどこにいるのかを把握しておくことも重要なのですが、ある程度の年になると、高血圧や脂質異常症、糖尿病などの病気を一つや二つ、あるいはもっと有するようになるものです。

それらの内科的な病気をまとめて管理してくれて、また日常の急な不調に対して気軽に相談に乗ってくれる「かかりつけ医」の存在はとても重要です。

皆さんには、かかりつけ医と呼ぶような立場の医師はいますか？　まずはそのような

「自分が相談しやすい医師」を探すことが重要でしょう。

ただしここでも、様々な難題があります。

日本の医療保険制度では、全国画一料金です。したがって、研修医でも何十年も経験を積んだ医師でも、診療報酬は一緒です。

かかるお金が一緒ならば、できるだけ腕が良い医師にかかりたいのは誰しも共通の思いでしょう。そのため、腕が良い医師は常に人気です。

すると、どうなるか？　待ち時間が長くなるのです。

概して、そのようなお医者さんは、人気があるだけのことはあって、コミュニケーションも上手なものです。

しかしそうやって人気があって腕がある医師のところに患者さんが集中すると、なんと一人あたりの診察時間が短くなってしまって、待ち時間も増えるのです。

閑古鳥が鳴いている医療機関のほうが、時間はかけてくれるかもしれない——という難しい状況になります。

ありがちなのは、そうして人気のあるかかりつけ医にかかっていることで、なかなか込み入った話をする時間がない——というものです。

かかりつけ医の一つの利点は、自分のことや家族のこと、家庭環境などまで把握したうえで、的確な助言をくれることにあるでしょう。

けれども時間を十分とってもらえなければ、なかなかそのような事柄を知ってもらうために話すことができないのです。

それでも、私はできるだけ、普段から受診時に医師とよくコミュニケーションを図ることをお勧めします。時を重ねることで、理解が深まることが考えられるからです。

本来、自分や家族の状況や価値観を知っている医師が、重大な医療的決断が必要となった場合は相談に乗ってくれるのが、かかりつけ医の利点です。

しかし日本の医療制度の限界として、診療報酬が一定であるがゆえに、人気の医療機関には人が集まるため、医師は一人ひとりへの診療時間が十分とれなくなる、という状況があります。

これは、良い点の半面として存在するものなので、なかなか難しいところだと思います。

人生アドバイザーとしての早期緩和ケア

実は早期からの緩和ケアは、信頼できるかかりつけ医が見つけにくいという日本医療の現状の不足を埋めることができると考えております。

制度上難しくなっているかかりつけ医の本来の役割、つまり自分や家族に何かが生じた際に何でも相談できるという機能を、早期からの緩和ケア外来が一部担うということも考えられるのではないかと思います。

例えば、父にどこまで治療をしてあげたら良いか、病院の担当医は胃ろうや中心静脈栄養が良いと言っているが、それで良いのか、などの疑問を一緒に考えて、答えることです。あるいは自分が高年齢で、負担のかかる治療、例えばがんの手術や抗がん剤治療を勧められている時に、それが妥当かどうか一緒に考えてもらうことなども、想定されるでしょう。

昔のかかりつけ医が担っていたのはこのような機能だったのでしょうが、現在は必ずしもそれに応じられるとは限りません。

そのような時に、早期からの緩和ケアの要素である、「治療の意思決定支援」などにより、サポートを受ける余地があるということは知っておかれても良いと思います。

またそうはいっても時々、かかりつけ医がこれらの相談を問題なく行ってくれる——という恵まれた方々もおられます。

そのような方の場合は、「治療の意思決定支援」や「アドバンス・ケア・プランニング」（患者さん本人と家族が医療者などと一緒に、現在の病気のことや、意思決定能力が低下する場合などに備え、事前に終末期を含めた今後の医療や介護について話し合うこと）の機能をかかりつけ医が担ってくれているので、非常に良いと言えます。

普段そのようなかかりつけ医がいない方は、何らかの病気を抱えたのをきっかけとして、近隣の診療所の医師にそれをお願いしても良いと思いますし、他に探しても良いと思います。

長い人生を健やかに生活するうえでも、普段から健康・医療の頼りがいのあるアドバイザーを見つけておき、またいざという時にも相談できる体制を作り上げておくことは、「元気で長生き」のためにとても重要なことなのです。

2 死の意思決定——安楽死をめぐる問い

安楽死の議論はどのようになっていくか

「先生、安楽死についてはどう思いますか？」

しばしば聞かれます。

日本では、安楽死が世界の広範にわたって認められているかのような誤解が一部に存在します。

また日本では、一般に馴染みが薄いことも相まって、安楽死についての語句を他の言葉と意図的に、あるいは非意図的に混同して用いている場合もあります。

正確な医学の言葉として、実は狭義の安楽死が指し示すものはかなり限定されています。安楽死とは医師等の医療者により、致死的な薬剤を注射等で投与されることで直接的な死がもたらされることです。

処方するなどして与えられた薬剤を自分が用いるのは「医師等自殺幇助」と呼ばれます。最近は医師以外が致死薬を準備することもあるとして、医療的自殺幇助とも呼ばれることが増えてきているとのことです。また自殺（suicide）という言葉が好まれず、死（dying）の言葉が使われるようになっているようです。

京都大学大学院文学研究科のレポート「世界の安楽死概観Ver. 2」（http://www.cape.bun.kyoto-u.ac.jp/wp-content/uploads/2020/07/a041470e97661a823cadc6bc93e6ba37.pdf）によれば左記のようになっています。

・安楽死のみ容認されている国・地域……カナダ・ケベック州、コロンビア
・医師等自殺幇助のみ容認されている国・地域……米国の一部州（オレゴン州、カリフォルニア州、コロラド州、コロンビア特別区、ハワイ州、メイン州、モンタナ州［判例］、ワシントン州、バ

ーモント州、ニュージャージー州)、スイス(刑法解釈)

・両方が容認されている国・地域……オランダ、ベルギー、ルクセンブルク、カナダ連邦、豪ビクトリア州

このように、世界中の様々な地域が安楽死や医師等自殺幇助を認めていますが、多数派ではないということはわかると思います。

また日本では、安楽死に馴染みが薄いこともあって、医師等自殺幇助や、治療の差し控えと中止も一緒くたに「安楽死」と表現されている場合もあります。

娯楽作品などで取り上げられる場合には、同意なき〝安楽死〟……というよりは殺人を安楽死と表現している場合もありますね。

なかなか実際に亡くなってゆく方を見たことがないとイメージがつかないと思うのですが、人が亡くなってゆくさまや苦痛の程度にはかなりの違いがあります。

ふつうの人生において、臨終期の家族などを多数看取るという経験をすることは多くないと思います。そのため、ご自身の体験で看取った姿が、「人の死にゆく姿」として認識されるのが通常です。

実は、相当穏やかな死もあれば、結構苦しい死も……というより死ぬ前の状況もあります。

もっとも、緩和ケアにおいては、どんな状況でもできる限りの苦痛緩和は行います。そのため、後者のようなケースでも、緩和ケアの専門家などが関わっていたら、もう少し最後の時間を楽に過ごせた可能性があります。

ただ人は自分の経験に影響されますから、それが人の死として認識されます。そのため、もし苦しんで亡くなったような姿を見てしまうと、そのような姿が人の死だと捉えますから、自分はそうはなりたくない、苦しむようだったらいっそ楽にしてほしいと思いやすいかもしれません。

「なぜこの状況で生きる必要があるのか」という苦悩

ただ全体を通してみると、もちろん経過中にそのような気持ちに陥ることは多くの方に認められるものの、がんの患者さんが全て死を希求するわけではありません。

がんは比較的機能が保たれる病気で、自分のことが自分でできなくなるのは、例えば麻痺などを起こす別の病態などがなければ、結構遅くなってからです。

深刻な機能障害は「なぜこの状況で生きる必要があるのか」という苦悩を生みがちです。

私の経験では、これはあくまで自分自身の感覚に過ぎませんが、強く死を希求し、またそれが薄らいだりしないことは、筋萎縮性側索硬化症（ＡＬＳ）などの神経難病の患者さんにしばしばあると感じています。

それらの病気は、意識がはっきりしているうちから、運動機能などが障害され、生活を人の手に委ねることになるからです。

またがんの場合には、もし最終末期になって、身の置きどころのない苦しみなどが出現したとしても、鎮静という手段があるのは先にお伝えした通りです。

まずは意識を通常のまま保ちながら、痛みや苦しみを和らげる――これが本道です。

ただそれが難しくなった場合は、そして余命もある程度限られている（短い）と考えられる場合は、眠らせて苦痛を緩和する手段を希望に応じて使用します。

それが鎮静です。

そのため、亡くなる前にのたうち回って苦しむ――ということは、適切な時期に鎮静を行うことで、だいぶ和らげることができるようになってきました。

もちろん鎮静が効きづらい事例などでは、専門家が知識をフル活用する必要があります。

ただこの鎮静があることで、人生の最期に身の置きどころのない苦しみから免れることができるのです。

というわけで、実は鎮静という手段があるのですが、安楽死に比べると、あまり知られていません。

そのため、苦痛に対して何も手段がないと思っている方もいます。

緩和ケアのこともあまり知らない人さえいます。

そうすると苦痛緩和は安楽死しかないように思ってしまうのかもしれませんね。

実際には、鎮静や、緩和ケアなどが存在します。

もちろん緩和ケアの専門家はこれらに熟達しています。

とかく人の最期はのたうち回って悲惨なものになる、とイメージで捉えている方もいます。しかしそれは多くの場合、事実ではありません。

緩和ケアの技術も進歩しています。

とにかく、鎮静を適切に行ってくれる医師に、特にがん末期などの場合はかかることが大切です。

なお、一つ重要な情報なので書き添えておきますが、安楽死は意図的に医師が患者を死に至らしめるように致死的な薬剤を投与することなので、鎮静とは全く違う行為です。それは知っておくと良いと思います。

日本で２０１９年に起こった〝安楽死〟関連事件

２０１９年に、日本で安楽死事件が起こりました。のちに嘱託殺人事件として報じられている、神経難病の筋萎縮性側索硬化症（ALS）を患う京都府の50代女性の依頼により、医師2名が薬物投与を行い、女性はその日（2019年11月30日）に死亡したという事件です。

女性の罹患期間は長く、2011年頃に同疾病を発症し、死亡する直前は発語や手足を動かすことができない状態だったとされます。

一方でALSという病気は主として運動神経を中心に障害されることから、この女性の意識ははっきりしており、メールなどで情報発信でき、また訪問介護を利用し一日24時間、ヘルパーから生活全般のケアを受けながら一人で暮らしていたとのことです。

このような事案が起きると、インターネット上では「患者が苦しいのだから、それに従ってやって何が悪い」「安楽死を早く日本に導入せよ」とネット世論が盛り上がります。

もちろん、死が頭から離れないほど苦しんでいた可能性もある一方で、やりようによっては死を希求しなくても済んだ可能性はあります。これは外部からは容易に判断できないものです。

私は、がんや他の病気を持っていて、うつ病になった患者さんも多数診てきました。うつ病の患者さんは死なせてほしいと言うことがあります。

重い病気を持っているとなおのこと、死を願う患者さんの気持ちを理解できることがあります。

しかし医師が相談にのることなどによって、一度うつ病の治療を行うと、訴えががらりと変わることはしばしばありました。

うつ病から回復すると、「あのとき死ななくてよかった」と皆さん異口同音に仰いました。そうなのです。

つまり安楽死が認められている国で、ちゃんとした手続きを踏まずに、例えばうつ病などが疑われる場合に、それを治療することもなく、「合理的な判断だ」と捉えてそれを行えば、先述したような**「あのとき死ななくてよかった」という方たちの命を奪う**ことになるのです。

そのため、このような判断は慎重に慎重を期すべきなのです。

有名な1991年の東海大学安楽死事件で示された、違法性阻却事由の4要件である、

1　患者が耐え難い肉体的苦痛に苦しんでいる
2　死が避けられず、死期が迫っている
3　肉体的苦痛を除去・緩和するために方法を尽くし、ほかに代替手段がない
4　生命の短縮を承諾する患者の明示の意思表示がある

に照らしても、２０１９年の事件に関して流れてきた情報では、２と３に合致するか不明確なところがありました。のちの情報では２は否定的であることがわかっています。

したがって京都府警は「安楽死とは考えていない」としています。

日本では安楽死は認められていません。違法性阻却事由も満たしていなければ、さらに正当な行為として認められるのは難しいでしょう。

その後、起訴された医師２人の特異的なプロフィールや来歴などにより、個人の資質の問題に矮小化してしまったのは――本当にこういうことはよくありますが――残念でした。

一方で、本件は日本における他の類する事件と違って、これまでにない特徴もあったのは事実です。

それを挙げるならば、

・実行者が担当医ではない
・死が目前ではない患者
・赴いて致死的薬物を投与
・医師２人で行っている（1人の判断ではないと示す意図もあったのか）

患者と医師を結びつけたのはＳＮＳであり、それもまた新しいものであったと考えられます。

患者に「寄り添う」議論を

ただ先述したように、医師個人の資質の議論のほうに重きが移ったことや、あいも変わらず用語の使い方がやや繊細さを欠いたことは残念です。

例えば「消極的安楽死」という言葉。

最近の考えでは「延命治療の差し控えと中止」と呼ばれ、使用されなくなってきていますが、狭義の安楽死つまり医師が致死的薬物を使用して死に至らしめること（つまり今回のようなケース）とは実際にはだいぶ違いがある行為です。しかし同件に関する報道ではこの言葉も散見されました。

そのような行為までいまだに安楽死と称されることが、より広い意味で安楽死という言葉が使われることに関係しているかもしれません。

私がつねづね問題だと感じているのは、このような安楽死の範囲の話をすると必ず、「死にたいと思っている人にはどれも同じ」「言葉をこねくり回しているだけ」という意見が出てくるのですが、真剣に今後の安楽死を考える時に、それはふさわしい姿勢なのだろうか、ということです。

ときには、そのほうが支持を得られるという無意識的な気持ちもあるのか、それが「寄り添う」という姿勢であると捉えているのか、一部医師などの専門家もこのような意見を述べるので、残念な思いです。

それは問題解決につながらないからです。

もし今後真剣にこの問題を考えて、制度としての可否を考えるならば、どこまでを認め、どこまでは認めないかを議論する必要が生じるでしょう。そのため、当事者の思いは理解しつつも、定義について共通の土台をもとに話し合うことが重要だと感じます。

定義はどうでもよいとする意見は、本気でこの問題を考えることを放棄していることに近いと感じています。ところが安楽死の推進者もえてしてこのような態度をとるため、余計に話が進まなくなっているという矛盾を招いているのです。

私自身は、生きている方の時間をより良いものにするための支援の専門家なので、積極的に安楽死に賛成する立場ではありませんが、一方で判で押したように本件後も公式的な議論は「時期尚早」とする意見が目立ったのは気になりました。

推進者の何でもよいから死なせろとする意見も、反対者のいつまで経っても「時期尚早」で議論をせずという姿勢も、いずれも気がかりです。

その時々では話題になるも、どうも深まらない安楽死などに関しての議論自体は、賛否を問わずそれはそれで促進してゆく必要があると考えます。

難病と緩和ケア

前述の安楽死の違法性阻却事由の4要件のうちの一つ「肉体的苦痛を除去・緩和するために方法を尽くし、ほかに代替手段がない」は大変重要と考えます。そして苦痛緩和の観点からは、肉体的苦痛にとどまらない精神的苦痛緩和や存在のゆらぎに対する苦悩へのケアも提供される必要があります。

安楽死や死ぬ権利に関しては「議論を」という声がよく出てきます。

一方で、気がかりなことは、様々な「病気の進行期や終末期はあまりに悲惨で、なぜ安楽死が認められないのか」などという論調も見かけることです。

また安楽死という言葉はよく知られている一方で、患者の苦しみを和らげる緩和ケアという手段があり、全ての病者が耐え難い苦しみの中で最期の時間を過ごしているわけではないことは、よく知られているとは言い難い状況です。

指摘されているように、心身の苦痛を和らげる支援が不十分だったために死を望むようになった方が、もしそれが十分だったならば死の希求一辺倒にならなかった可能性が考えられます。

ただしこれは、支援によって全ての患者さんが救われるということを言っているのではなく、安楽死などの議論を深めることが不必要だと言っているわけでもなく、「苦痛をできるだけ少なくして、より良く生きるためのケアが不十分ではいけないでしょう？」ということです。

それが不十分ならば、本来は生きて、その時間に望むことをもっと行うことができた、そしてそれが本来の希望であった方が、本来の希望とは異なる死を選ばざるを得ない状況になってしまうこともありうるだろう、ということです。

私は、ALSの緩和ケアに意欲的な神経内科を持つ病院で働いていたため、様々なケースで緩和ケア医である私に介入依頼が来ました。

ALSの患者さんも息苦しさや痛み、心理的なつらさなど様々な苦痛を経験し得ます。もちろん患者さんの苦悩を全て取り去ることはできませんが、緩和ケアの介入による薬の調整や訴えを聴くことで、だいぶ楽になった、生きやすくなったと言われることもありました。

現在、国の医療費の問題もあると考えられますが、病院の緩和ケアチームが関わって診療報酬が発生するのは、がんとAIDS、末期心不全のみです。

本来は病気を問わず緩和ケアが必要ですし、世界的にはほとんどの慢性病が対象に含まれると捉えられています。

私は、ＡＬＳなどの神経難病にも緩和ケアチームの診療報酬が認められてほしいと考えます。

診療報酬が発生することで、緩和ケアチームは当該の疾病の患者さんにより関わりやすくなります。それがなければ病院としてはボランティアとなるからです。そして報酬が発生することにより、当該領域の緩和ケアがより発展すれば、各々の患者さんにとってメリットになるでしょう。

数々の心身の問題が発生し、次第に機能低下が生じるという病気の特性による大きなストレスや、治療を選ぶ・選ばないという生死に関わる問題における意思決定の支援など、緩和ケアが支えられる側面はきっとあるはずで、それが神経難病の患者の生活の質の向上に寄与すると考えられます。

私の20年あまりの臨床経験の中でも、とりわけ強く安楽死を所望された患者さんが少数おられますが、それらの患者さんが、がんではなく神経難病であったことも強い印象として残っています。

安楽死や死ぬ権利が度々話題になる一方で深まらない議論がより進展することを期待し

つつ、生活の質をできるだけ上げることの重要性や、そのサポートの名称——緩和ケア——も知られてほしいと願います。

そして、しばしば生活の質の低下から苦痛・苦悩が強い状況に陥るＡＬＳなど神経難病に関しても、緩和ケアの医療保険の適用がなされてほしいと願うものです。

なお私がこの話題をYahoo!ニュースに寄稿したのは２０２０年7月24日でしたが、２日後の7月26日に日本緩和医療学会も「わが国においては、緩和ケアはがん医療を中心に発展してきましたが、がん以外の疾患に対する緩和ケアが広く実施され、その質の向上を図ることができるように、日本緩和医療学会として最大限の努力をしていく所存です」と声明文を出しています。

誰もが緩和ケアを受けられる当たり前の社会を目指したいものです。

そうすれば、全てとは言いませんが、諦めなくて良い生命を早期に断念する方も減るはずです。

ＡＬＳの患者に必要な緩和ケアとは

50代男性の藤沢さんは、ＡＬＳの患者さんです。

担当医から緩和ケア医に紹介され、症状緩和のケアを提供することになりました。

藤沢さんは数年前にＡＬＳを発症、運動障害が次第に悪くなり、私がお会いした際にはほぼ臥床中心の生活となっていました。

彼とのコミュニケーションは会話で何とか可能でした。

担当医からは「最近気持ちの落ち込みが強く、先日初めて『死にたい』との言葉が出た。うつ病なども含めて評価をお願いしたい」という依頼をされました。

そこで一生懸命コミュニケーションに努めると、気持ちのつらさの他に、夜になかなか眠れず、息苦しさも強く、また痛みがあるという話でした。

ＡＬＳの患者さんは痛みが出ることでも知られています。

その痛みも、クランプ（筋肉のつり）、神経の痛みなどいくつかの種類があり、それぞれ想定される痛み止めの治療も異なります。

特に、夜間の息苦しさは生活の質を相当そぐものでした。

このようなＡＬＳの息苦しさの緩和に、医療用麻薬が有効である場合があります。

また痛みの中にも医療用麻薬が効くものがあります。

医療用麻薬には誤解もありますが、眠らせることによる苦痛緩和ではありません。

痛みの伝達経路や呼吸中枢に作用したりすることで症状緩和を図ります。

夜に眠れていないのは、主として息苦しさや痛みによるものでした。

夜に眠れないのは気持ちの問題やうつ病によるものと担当医は捉えていたわけですが、実際は体の症状がかなりの割合を占めていたのです。

ＡＬＳの息苦しさは、少量の医療用麻薬で緩和を図ります。呼吸への影響を最小限にするという理由もあります。

担当医と相談し、少量の医療用麻薬を夜間のみから開始しました。するとどうでしょうか、夜間の息苦しさや痛みがかなり緩和されたのでした。

再び藤沢さんのもとに伺うと、「おかげさまでだいぶ楽になりました」ということでした。毎日眠れず、ずっと息苦しさや痛みに悩んでいたのですから、夜は余計に長く耐え難い時間に感じておられたのです。

緩和ケアの良い点は、それが機能することで、担当医も楽になることです。

緩和ケアにあまり理解がない医療者は、緩和ケアが邪魔なアドバイスを行うものとして敬遠します（幸いにして最近は以前よりそのようなことは減ってきています）。

しかし緩和ケアがばっちりはまれば、患者さんの心身の苦痛は緩和され、紹介者である担当医も嬉しいでしょうし、何より担当医自身も楽になります。

緩和ケア医は苦しさを緩和することが仕事ですから、医療者の中では、痛みや苦しみの訴えを聴くことに慣れています。

しかし、苦しむ人のそばにあるということは、通常大変な負担がかかるものであり、やはり専門家でないと、あるいはトレーニングを受けていないと、どう言葉をかけて良いのかわからないという医療者の話をよく耳にします。

痛みや苦しみの医学的な判断——アセスメントとも言います——にも、専門的な知識や修練が必要です。

この藤沢さんのように、うつ病や気持ちの問題と目されていたものが、実際に緩和ケアの担当者たちでアセスメントを行うと、他の原因によるものだった——ということは枚挙にいとまがありません。

この病気を患っているから当然こうなのだろう——という決めつけは、しばしば本質から遠ざかる原因となります。

ゼロベースで、その方の苦しみの原因を掘り下げる必要があるのです。

藤沢さんは、特に夜間などがぐっと楽になったようで、緩和ケアの担い手も担当医に大変感謝されました。

つらい苦しい、そしてその果ての「死にたい」という訴えは、聞くほうもつらいのです。だったら可能な限りそれを和らげることができれば、楽になるのは患者さんばかりではなく、その訴えを聞くことになる家族だったり、担当医や看護師だったりします。

第2章でも触れたように、実は適切な緩和ケアの専門家への紹介により、患者さんだけではなく、周囲の人や医療者まで楽になるのです。なかなかこれが知られておらず、緩和ケアに紹介しないで自ら対処できることを良しとする医療者も残念ながらいまだに存在するのですが、それは逆効果なのです。


藤沢さんはある時、大切にしているご家族のことを語ってくれました。

家族に迷惑をかけていて忍びないと。

ただ、それでも、自分は負けずに生き抜きたいと。

家族は、私たちのことはいいから、あなたが穏やかに過ごせることが一番だと言ってくれている、と。

小さい孫も本当にかわいいのだ、と。

一度は担当医に「死にたい」と漏らした藤沢さんですが、以後は薬物の調整も適切に行い、そのように話されることはなくなったとのことです。


耐え難いほどつらく、死にたい。

そのように見る人がみれば思ったでしょう。

けれども適切な緩和ケアの関与により、藤沢さんの耐え難いほどの苦しみは緩和されたのです。

ＡＬＳの緩和ケアにおいても、息苦しさや痛み、クランプ、不眠、抑うつなどの様々な症状と対峙しますが、このように対処する方法は存在します。

「できることはない」と簡単に諦めず、その患者さんに対して何ができるか、治療やケアを考える引き出しをいくつも持っているプロフェッショナルが、緩和ケアの担い手なのです。

ぜひがんとＡＩＤＳ、末期心不全に対象を限定せず、この医療が普及してもらいたいと思いますし、保険適用も認められれば良いと考えています。

私も早期からの緩和ケアの担い手として、神経難病をはじめ、がん以外の保険適用がない疾患の緩和ケアにも力を入れています。

3　最期を迎えるための人生観の持ち方

2つの価値観

自分らしく人生を生きたい、その願いの意味するものは人によって異なるでしょう。こと人生の最期に関係することは、人によってそれぞれ意見が割れるものです。

例えば、自分の人生の最期は自分で終止符をうちたい、だから安楽死を認めてほしいという考え。

あるいは、そうはいっても生命の終わりは自然に委ねたい、特にがんなどの場合は、最期は自ずと訪れるのだから、人為的に早める必要はないという考え。

早めてしまってはまるで自死をするようにも思えるので、それは厭われるという考え。

緩和ケアに期待することも人によって異なります。

緩和ケアはその人が望むことを最大限叶えようとするものなのだとしたら、安楽死も認めるべきだ、あるいは積極的に実践すべきだという考え。

一方で、緩和ケアは「より良く生きるため」のケアなのだから、死なせることを第一とするケアは含まれないのではないか、という考え。

興味深いことに、欧州でも安楽死を許容していない国の緩和ケアは、後者の立場に立っています。

あくまで私の意見ですが、安楽死などは法制度上の問題で実行困難なだけであり、技術的には誰でも行えるものでしょう。

そのため、私は非ベネルクス国を中心とした、緩和ケアはあくまでより良く生きることに主眼をおいてサポートするという考えに賛成です。

法制度として認められれば、プロトコール（手順）通り行えば、死なせることは誰でもできるので、それならば緩和ケアだからこその内容とは言えないと考えるためです。

また、鎮静を適切に実施すれば、最期に苦しむ時間を少なくできるということを知っていることとも関係しています。鎮静があれば、絶対に安楽死でなければ苦痛緩和できないかというとそんなことはないからです。

一方で、今すでに安楽死が認められている国で次第に俎上《そじょう》に載せられてきているのは、これまでのように病気などで見通しが不良で、そのために死を望むという人だけではなく、例えば非医学的「実存的苦しみ」「人生の疲労」などに苦しむ健康な高齢者を含めるかということについてです。

オランダでもそのような動きがありますし、不治の病でもないのに38歳の女性が安楽死させられたとしてベルギーでは裁判も起きたようです。

オランダでは55％が、安楽死は「人々が健康でありながら疲れている場合に」利用できるはずであると考えており、一方で32％がこれに反対しているとのことです。

健康だけれども人生に疲れたから安楽死がOKとはいかにも前衛的です。

もっとも、日本でもツイッターなどを見ていると実に様々な立場が存在するので、このような安楽死を許容したり、拍手喝采したりする人もいるでしょう。

ただ確かに、加齢とともに、機能障害が起きてきてしまった場合などは、生きることに難儀を自覚することもあるでしょう。

その際に、自ら別れを告げて旅立てる、そのような安楽死に希望を持つ人もいるのは事実ではありましょう。

そして自分らしく生きたい、という希望が死ぬ時期まで拡張されれば、最期を安楽死で迎えたいと思う方が出てくること自体は不思議ではないでしょう。

一方で、実に興味深いのですが、インターネット上ではしょっちゅう「安楽死はよ」「安楽死制度導入を！」などの勇ましい発言が散見されます。

しかしそれが大きなムーブメントになることもまたありません。もちろん私が知らないだけなのかもしれませんが。

「逝くためのボタン」を持つべきか

実際、この事柄については、かなりはっきりとした立場の違いがあり、少なくとも今の日本では具体化した安楽死制度の導入への動きはないようです。

そしていつも「議論を、議論を」という人自体はいるのですが（私もしばしばそう言っています）、議論が深まることはありません。

イメージとして、最期くらい自分の好きに選びたいから安楽死を認めてほしいという、自ら動くほどの動機を持たない人が多く、もちろん他国に行ってでも実行しようという熱量が高い人は少数いても、社会全体が必要性を感じて動くほどのうねりとなっていないのが事実だと思います。だから議論にもならず、時折なにか関連する事件が起きると「安楽死、安楽死」とその時は盛り上がるのですが、収束してゆくのだと思われます。

さて、ここからどうなるでしょうか。

しっかりデータは取っていませんが、ネットの書き込みなどを見ていると、若い世代を中心に、最期は自分で決めて死ぬことへの賛意を比較的多く見かけます。

すると今後世代が変わってくると、安楽死への議論がより積極的になり、あるいは法制化への動きなども出てくるかもしれません。

しかし現実問題としては、日本は特に今法案が提出されているような状況ではありません。もちろん実存的な苦痛や、神経難病などで機能低下が許容し難い方もいらっしゃることでしょう。しかし、例えばがんの方の場合などでは鎮静という方法もあるため、困っているかと言えば、それほど切迫してはいない（もちろん個人差はありますが）というのもまた一般的な事実なのではないかとも思います。

もちろん生活の質を上げる緩和ケアは、いついかなる時も十分提供するのが前提です。最後の最後に、自分が終わりをもたらすというボタンを持つのか持たないのか、それはそれとして重要かもしれませんが、大切なのは最後の最後まで、できるだけ苦しくないこと、そして生活の質が保たれること、そしてできればその生が本人にとって意味に満たされたものであることでしょう。

そのため、緩和ケア医たる私は、亡くなってゆく時間を支える専門家の一人として、もちろん安楽死などの議論のゆくえにも興味を持っていますが、一方で早期からの緩和ケアによる「元気で長生き」の専門家としては、最期を自分が決定するか否かも重要ですが、より良く生きることを支えたいという気持ちが強いです。

全ての人がそうとは言えませんが、苦痛が強く、生活の質は上がらず、生きている意味が乏しいと感じられれば、誰でも死を希求しやすくなるでしょう。

実際、私たちが関わる前はそのような状況で「死にたい、死にたい」と繰り返し言っている人もいました。

けれども、私や皆で緩和ケアを提供することで、死にたいと仰らなくなった——そのような経験は緩和ケア医ならば何度も体験しているものでしょう。

もしも。

もし安楽死が認められている国だったら、最初の段階で死を希望し、彼/彼女の生は終わっていたかもしれません。

けれども安楽死が認められていない国だったから、その選択肢はなく、一方で緩和ケア医たちの関わりで生きようと思い、実際良い時間が約束されたのです。

そう考えるとやはり、安楽死の制度のあるなしも大事でしょうけれども、死ななくて良い人が生きられるような支援である緩和ケアの、ますますの充実が必要なのではないかとも感じるのです。

生きる意味を感じていただきながら生かそうと支援するのは、決して楽なことではありません。

致死的な薬を打つほうが技術的には簡単だと思います。

しかし生活の質を上げ、生きる意味を感じられるような支援こそ、難しいけれども貴重なことであり、人を生かすという医療の本道だと思うのです。

もちろんこれは、議論を封じるということではなく、これからも安楽死の議論や法制化の検討は、大いに結構だと思います。

ただやはりより良く生きるための支援である緩和ケアは、引き続き充実させていかねばならないとも考えます。

そうでなければ、ボタンが与えられた時に、スイッチを押すのが早くなり、本来はより元気で長生きされ、意味のある時間を過ごせる可能性があった方の人生を違う結末にしてしまうからです。

いずれにせよ、苦しい、不安、先が見えない、周囲の支えが乏しい――そのような時、人の生活の質は下がり、未来への希望は薄れ、死を希求することもあるでしょう。

なるべく深刻な状況に陥らないためにも、早めから緩和ケアにアプローチすることが重要だと考えます。

元気なうちから緩和ケアを受けられる医療へ

緩和ケアの対象は、世界保健機関の定義では「生命を脅かす病に関連する問題に直面している患者とその家族」とあります。

しかし、緩和ケアの対象疾患として海外では糖尿病なども挙げられています。もちろん糖尿病なども進行すれば十分生命を脅かす疾患となりえますが、罹患者の多くはすぐに生命の危機が迫っているかというとそうは言えないでしょう。

一方で糖尿病も、例えば糖尿病性神経障害などを起こせば、足の感覚異常などで生活の質が下がることになります。このような症状に関して、著しい効果があるとは言えませんが、緩和薬も出てはいます。

さて、緩和ケアとはなにか？

あるいは早期からの緩和ケアとはなにか？

ここまで読んできてくださった皆さんはきっとおわかりだと思います。

「生活の質を上げるサポート」なのですね。

と考えると、別に生活の質を上げるのは、重い病気に限らなくても良いと思いませんか？

実際、例えば病気などになった際の望ましい治療やケア、療養場所について話し合う人生会議においても、海外のＡＣＰ（アドバンス・ケア・プランニング）の理解では、「あらゆる年齢や健康状態の成人」が対象とされています。

日本のかかりつけ医制度には限界もあります。

かかりつけ医を持つようになるのは、基本は何らかの病気になってからです。

そのため、特に持病もない人が、人生会議を医療者と行おうと思っても一般には難しいでしょう。

また批判ではなく、日本の医療保険制度は海外と比べて一般に安価な点は素晴らしいのですが、医療機関は自由に値段を設定できないため一般に薄利多売を強いられます。

したがって、たくさん患者さんを診療しないと存続できないシステムとなっているため、それがゆえに人気の医療機関や病院は常に待ち時間が長く、診療時間も短いのです。

残念だと思うのは、それがしばしば医療機関や医師のせいにされていることです。しかしシステムがそうなっているので、短い時間で次々と患者さんを診療しないと成立しない形になっているわけなのですね。

これは相対的に安価で、誰もが同じ値段で医療を受けられるというメリットの裏返しとしてある問題です。

そのため、人気があるかかりつけ医にかかっていても、なかなか突っ込んだ話を一定以上できないという話はよく漏れ聞きます。

同じ値段ならば、良いお医者さんにかかりたいと思うのは当然です。

するとそのようなところには患者さんが集まりますから、待ち時間は増え気味で、一人ひとりの医師はよく話を聞いてあげたいと思ってもそれが難しくなったりするものです。

このようなシステムがゆえの制約があるのですね。

またかかりつけ医がいても、例えば訪問診療などを行っていない場合だと、最期まで診療を受けることは難しく、するといざ有事となった場合には別の医師が医療に関わることになり、これまでの医師と患者の情報共有があまり有効に機能しないという問題もあります。

そのような中で、私はある試みを行っています。

まずはオンライン相談「どこでも緩和」で、このような事柄を相談できるクリニックと提携し、できれば住まいの近くで診療が受けられるように努めていることです。まだまだクリニック数は少ないのですが、早期からの緩和ケアの視点で関わってくれる医療機関が増えてくれればと願うばかりです。

もう一つは、もちろんですが、病気を選ばず対応することです。

個々人に合った緩和ケアを実現するために

するとこのような相談がありました。

「私も相談して良いですか？」

70代の男性です。遠慮がちに連絡が来たので、私は自信をもって「大丈夫です」と答えました。すると――。

「すみません、先生。私、今病気がないのです――」

保険診療は、病気に対してが原則となります。

私は、自由診療も提供しているので、このようなニーズにも応じることができます。

果たして彼の相談は興味深いものでした。

現在彼は、高齢者の療養施設に入居しており、奥様と二人暮らしです。

まだまだ元気ではあるものの、けっしてこれまで病気がなかったわけではなく、だんだん衰えも感じ、また今後病気となった場合はどうするのか……そのような不安があったのです。

しかし、病気でもないので、医師にかかるわけにもいきません。

かかりつけ医がいないのです。

もちろんご本人も奥様も医療関係者ではないので、今後どのようになるのか皆目見当もつきません。

彼は途方に暮れました。

一方でテレビをつければ、孤独死だったり、安楽死だったり、延命治療を受けて生きている人の話だったりと、様々な情報があります。

しかし肝心の話し合う作業は、人生会議は、どうしたら良いのかと困っていたのです。病気になる前の人生会議に関しては、科学的な根拠は確立していない分野であることは事実です。

けれども将来に不安を抱える彼の相談に乗ることは、大切な緩和ケア――生活の質を上げること――であると私も考えました。

そこで時間を設けて、彼と様々なことを話し合いました。

病気は様々な種類がありますし、全てをシミュレーションすることは困難です。

ただ人の終末期の経過というものはいくつかに大別されますし、病気によっては自らの意思を表示するのが長期間困難になるものもあります。例えば認知症などです。

彼は心臓の病気を心配されていましたが、がんも無視できない最期の病気となりえます。質問に答える形で、今後予測されること、何に気をつけたら良いのかなど、時間をかけて相談しました。

結果として、現在の生活習慣は健康維持にふさわしいものであることもわかりましたし、それを続けながら、一方で年齢を重ねればいつ何時重病となったり、短い期間で最期を迎えたりすることもないとは言えないということで、悔いがないように生活したいという意を強くされたとのことでした。

「今後についていろいろ相談できてよかったです。病気になったら、どのような治療が良いのかなどまた相談に来たいです」

そう仰って笑顔で帰って行かれました。

患者さんやそのご家族からの相談を受けるのは頻繁にあることですが、ほぼ健康と言える方からの相談は初めてだったので印象に残りました。

一方で、より良く生きたいと思う時に、医療を上手に使うということは基本と言えます。

しかしそれに対して個別に話を聴いてくれ、どのようにすれば生活の質を上げられるのか、それを一緒に考えてくれる場は限られています。

そもそもかかりつけ医というのも、病気になってから定期的な関係が生じるというのが通例です。

「生活の質」を上げる最良の提案を

彼のように、現在の状況を点検し、未来に何が必要なのかを医療的な側面から考えたい――という時に応じられる場というのは必ずしも潤沢ではありません。

緩和ケアの重要な視点は生活の質を上げるという観点から考えるということであり、個別性を重視するということでもあります。

例えば、ピアニストならば、たとえ治療効果が上回ったとしても、手の神経障害が生じる治療より、別の治療のほうが生活の総合的な質は上がるかもしれません。

時々、声は絶対に失いたくないので、治療効果が下がっても、声を失わない治療を選ぶ――という方もおられますが、何を優先するかは人それぞれです。

もちろん治療する側もいろいろと考慮してくれます。

しかし患者側の視点に立ち、生活の質を考えた時に何が最良なのか、そしてその視点からより良い治療はないのか、代替の治療はないのか、そのような見解を提示してくれるのも緩和ケア医などの緩和ケア従事者ならではだと考えます。

一方で緩和ケア医側は、だからこそ、様々な治療に精通していることが大切です。

「私の生活の質がもっとも高くなる治療は何でしょうか?」と患者さんに尋ねられた時に、治療をよく知らなければ、ちゃんとした回答をすることは難しいでしょう。

そのため私もそうですが、特に早期からの緩和ケアをうたう医療者は、がん治療や内科的なことにもくわしくあるように努めています。

私が、生活の質に多大な影響を与える新型コロナについても、十分な情報収集をしているのはそのためでもあります。

幅広い内科的な知識が、担当医とはまた別の「生活の質」の観点からの最良を提案する際に役立つのです。

治療効果が一番高い治療よりも、ご本人の希望に沿ったり、ご本人がもっとも大切にしていることを損なわない治療のほうが、総合的な満足度は上がり、生活の質が上がるということはよくあるものです。

そのため生活の質から考えた「セカンドオピニオン」的な立場も、早期からの緩和ケアは担っているのです。

それもあり、私の診療所にもよくこのような相談が持ち込まれます。

「この治療で良いのでしょうか？」

それは担当医の治療に不安を覚えてというよりも、生活の質や価値観の観点から見て、この治療が妥当かどうか専門家としての見解が聞きたいとのことなのでしょう。

そしてそのようなニーズに、早期からの緩和ケア医として対応し続けているのです。


私たちは必ず死にます。

大多数の人が年老いて、病気になり、いずれ死を考える時がくるでしょう。

その時に、病気を治すことに躍起になるのではなく、病気とともに生きながら、残された人生を豊かに過ごす。そのためのサポートをする早期緩和ケアの試みが、悔いのない死を迎えるための最良の医療であることを私は信じています。

早期緩和ケアの試みは、医療の範疇を越え、まさに豊かに死を迎えるための人生論にも通じているのです。

この本が**「私はどのように生きて、どのように死ぬのが幸せなのか？」**を考えるきっかけになることを願っています。人生の伴走者として、私はこれからも早期緩和ケアを実践していきます。

おわりに

数年前、私はあるブログを見つけました。

それはNさんという女性のものでした。

Nさんは、ある進行がんを患っており、痛みに悩んでおられました。

しかしそこで終わらないのがNさん。

まさしく私がブログをたまたま見つけたのもそのためだったのですが、私が執筆した、一般の方にも読める簡単な緩和ケアの本を見て、医師にこの薬の処方をお願いできないかと頼み、それで自らの痛みを緩和せしめたのです。

その後、ごくたまにそのような患者さんが現れるようになりましたが、緩和ケアの本を片手に医師に薬の処方を要請するとはすごいと思いました。しかもしっかり痛みが緩和されたわけですからね。

その後私は、2018年に早期緩和ケアに特化したクリニックを日本で先駆けて設立しました。しかし、いかんせん早期からの緩和ケア自体の知名度は低く、また緩和ケアは末期になって、あるいは症状がにっちもさっちもいかなくなって受診するものという考えはあれども、予防のために先んじて定期受診するという考えは当時も今も世界中での研究成果とは裏腹に、日本では根付いていないということもあり、来られる患者さんはごく少数でした。

そんな中、いち早く早期緩和ケア外来を受診されたのが、前述のNさんでした。

Nさんはがんに付随する難しい病態を抱えていました。そしてまた、かかわる医療者に相談をしても解決しない事柄がいろいろとありました。

Nさんといえば、本で調べて自らの苦痛緩和薬まで正しく当ててしまうくらいの方です。当然、ご自分の病気に関しては徹底的に調べておられます。

緩和ケアの専門職に相談することもあったようなのですが、既知の話だったり、彼女の理解とは違うメカニズムの話だったりして、納得のいくことがあまりなかったようです。

そこで、私のクリニックにやって来られました。

確かに珍しい病態で、日本語の文献は多くはありません。しかし英語では比較的様々な文献が出ているものでしたので、その内容をお伝えしました。

すると、彼女は喜んでくださいました。

彼女にとっては、徹底的に調べているご自分の病気に関して、それでも難しい疑問がいくつかあったのです。

それに関して納得のいく説明が得られないということこそが彼女の生活の質を下げてい

ました。

症状そのものというよりも、体のことを知って対策をしていきたいという彼女にとって、それが生活の質に影響していたのですね。

早期からの緩和ケアには、すでに述べたように、病気に対する理解を深め、適正な意思決定が行えるように支援するという要素があります。

彼女が特に必要としたのは、その支援だったのです。

初回来院後、彼女からメールを頂戴しました。

そこには、疑問が氷解したことへの感謝とともに、このような言葉が書かれていました。

「先生、緩和ケアには遺族ケアも含まれると聞きます。私が亡くなったら、夫のケアもよろしくお願いします」

彼女は、3人の子がいる母でもありました。そしてまた、妻でもあったのです。

自分が治らない病気であるがゆえに、いつか確実に死はやってくる。

そのことを見据えて、彼女は私にそれを頼んだのでした。

病気は長らくゆるやかな進行に留まっていました。

けれども病状は徐々に悪化の様相を見せ始めました。

彼女は、私の初診時から、自分の遠からぬ死を見据えていました。

それもあって、残り時間を決して無駄にしないように意を尽くしているようにも見えました。ライフワークでもある仕事は、体が思うようにならなくても、ぎりぎりまで続けていました。

そして彼女が愛した南の島がありました。

そこには、しっかり家族で旅行されていました。

「良くなってから」そうおっしゃって、着手が遅れる患者さんはしばしばいらっしゃいます。

それは仕方ないことでもあります。

けれども彼女は、自分の人生に妥協はありませんでした。徹底して、諸事やり遂げておられましたが、それは生来のご性格ばかりではなく、一期一会の精神だったのかもしれません。

ある時から急に病状が進みました。

けれども彼女の中では、すでに最期をどのように過ごすのかのイメージはできていたように見えました。

最後の受診の時、彼女は特にさよならを言わずにドアの向こうに去っていかれました。

わかっていたのかもしれませんし、あるいは最後まで病気と闘うため、まだ終わる気はなかったのかもしれません。

そして彼女の最期の日々が始まりました。

入退院を繰り返しながら、最期は家で、ご家族みなに囲まれながら、最期の息をされ、旅立たれました。

大好きな南の島、そこに散骨する予定であると、後日ご主人に伺いました。

妥協なく「元気で長生き」を追求した彼女。

彼女に「私が知らない有益な情報があった」と評価していただいたことは勲章であり、それを胸にまた新たな方々を助けるべく邁進《まいしん》していきたいと強く思いました。

それにしても、ご主人のことを頼むと、常に先の先まで準備していた彼女です。

Nさん、準備がしっかりしすぎていて、ご主人は私のケアなしで大丈夫そうですよ？

きっと、ご主人やお子さんと一緒の時間を誰よりも心がけて作ってこられたからでしょうね。


医学の世界は日進月歩です。

自分の専門分野でも膨大な新しい研究が発表されるため、それについてゆくのでも大変です。

そのため、医師はある程度の年限がすぎると、自分の専門というものを決定し、それに注力するようになります。

医師の世界においては、自分の専門分野の情報を発信するのが王道です。専門分野以外まで口を挟むことは、基本的には好まれません。

2020年、日本を、世界を、未曾有の災禍が襲いました。

コロナ禍です。

緩和ケア医は生活の質を上げることを仕事としています。

まだ日本に新型コロナが本格上陸する前、ネット上には不安や心配の声が多数ありました。新型コロナへの恐れは生活の質を下げるものでした。

私は考えました。この新型コロナに関して、正確な情報を発信することが、生活の質を上げることにつながるのではないか、と。

緩和ケアは生活の質を上げるアプローチであり、本来その手段の多様性を認める寛容なものと私は認識しています。

幸いにして、私には論文を読めるという武器がありました。これを皆さんのために使わない手はありません。

さっそく新型コロナに関して次々と出る論文を訳し、自らの動画チャンネル『緩和ケアちゃんねる・かんわいんちょー』で発表しました。

当然のことながら、それは医療界においては、あまり常識的なことではありません。感染症は、感染症の専門家が論じるべし、それが常識なのです。

実際、黙殺や冷たい対応も数多くありました。専門でもないのに、なぜ感染症に口出しをするのだと思われたのでしょう。

一方で、医師の中でも数は少ないものの応援してくれる人もいました。緩和ケアの分野でもごくごく少数の方々は応援してくれました。

緩和ケアは生活の質を上げるもの。

今日本を襲っている新型コロナへの不安や恐怖を緩和することが、私が思う緩和ケアでした。

おかげさまで、「なぜ緩和ケア医がコロナの動画を作るのか」その根底にあるものをご理解くださった方々が少なからずおられ、今現在動画チャンネルは11万人の登録者となりました。

もしかするとこの本の読者の皆さんの中にも、ご覧になってくださった方がいるかもしれません。ありがとうございます。

緩和ケアは生活の質を上げるものです。

緩和ケアは症状を緩和するだけではなく、抱えている病気や問題について理解を深め、より良くそれと付き合うように支援するものです。

新型コロナの正しい情報を提供することは、緩和ケアではありませんか？

そうして私は行動しました。

この行動を、がんにかかっておられる患者さんが一番に理解してくださいました。

新型コロナにかまけて、がんの新情報収集を怠るわけにはいきません。

朝ががんだったら、夜はがん。

朝が新型コロナだったら、夜は新型コロナ。

そうやって情報収集し、空いた時間に動画を作る生活を一年以上続けてきました。

いろいろな考えはあると思いますが、私はこのように、緩和ケアというのは患者さんやご家族が問題を解決するための知識や手段が得られるようにサポートするものだと考えています。

私たちは今は新型コロナ禍にあえいでいますが、人類の歴史を紐解くと、おそらくこれもまたいつかは乗り越え、しかしまた別の問題と私たちは対峙し続けるはずです。

その時に、緩和ケアはきっと役立つものなのです。

緩和ケアはそのような問題とうまく付き合い、乗り越えるために存在するのですから。

本書では、末期がんの人のためのものであって、多くの人にとって「私には関係ない」と思われがちな緩和ケアが、実は多くの人と関係があるものであることをお伝えしました。私のメッセージが少しでも皆さんに届いてくれれば、これ以上の喜びはありません。

「緩和ケアは早期から」

ぜひ忘れないでいただいて、引き続き新型コロナなどの病気を退けて、「元気で長生き」を皆で目指してまいりましょう！

著者エージェント：アップルシード・エージェンシー
https://www.appleseed.co.jp/

講談社現代新書　2629

幸《しあわ》せに死《し》ぬために　人生《じんせい》を豊《ゆた》かにする「早期《そうき》緩和《かんわ》ケア」

二〇二一年八月二〇日第一刷発行

著者　大津秀一《おおつしゅういち》　

発行者　鈴木章一

発行所　株式会社講談社
東京都文京区音羽二丁目一二―二一　郵便番号一一二―八〇〇一
電話　〇三―五三九五―三五二一　編集（現代新書）
〇三―五三九五―四四一五　販売
〇三―五三九五―三六一五　業務

装幀者　中島英樹

印刷所　株式会社新藤慶昌堂

製本所　株式会社国宝社

定価はカバーに表示してあります　Printed in Japan

N.D.C. 490　221p　18cm
ISBN978-4-06-525009-9

「講談社現代新書」の刊行にあたって

教養は万人が身をもって養い創造すべきものであって、一部の専門家の占有物として、ただ一方的に人々の手もとに配布され伝達されうるものではありません。

しかし、不幸にしてわが国の現状では、教養の重要な養いとなるべき書物は、ほとんど講壇からの天下りや単なる解説に終始し、知識技術を真剣に希求する青少年・学生・一般民衆の根本的な疑問や興味は、けっして十分に答えられ、解きほぐされ、手引きされることがありません。万人の内奥から発した真正の教養への芽ばえが、こうして放置され、むなしく滅びさる運命にゆだねられているのです。

このことは、中・高校だけで教育をおわる人々の成長をはばんでいるだけでなく、大学に進んだり、インテリと目されたりする人々の精神力の健康さえもむしばみ、わが国の文化の実質をまことに脆弱なものにしています。単なる博識以上の根強い思索力・判断力、および確かな技術にささえられた教養を必要とする日本の将来にとって、これは真剣に憂慮されなければならない事態であるといわなければなりません。

わたしたちの「講談社現代新書」は、この事態の克服を意図して計画されたものです。これによってわたしたちは、講壇からの天下りでもなく、単なる解説書でもない、もっぱら万人の魂に生ずる初発的かつ根本的な問題をとらえ、掘り起こし、手引きし、しかも最新の知識への展望を万人に確立させる書物を、新しく世の中に送り出したいと念願しています。

わたしたちは、創業以来民衆を対象とする啓蒙の仕事に専心してきた講談社にとって、これこそもっともふさわしい課題であり、伝統ある出版社としての義務でもあると考えているのです。

一九六四年四月　野間省一